はじめに

　産業保健ハンドブックシリーズでは、産業医経験の比較的浅い産業医が、産業保健の基本や労働安全衛生法令の知識を持ち、企業を理解し、産業医契約から産業医活動の展開において直面する様々な課題に対応するために必要な情報を提供してきました。本書は、シリーズの原点に今一度立ち戻り、産業医の資格を得て、産業医活動を始める方に向けて企画したものです。

　本書は、総論、産業医活動各論、プロ嘱託産業医の活動例の３つの章から成ります。嘱託産業医活動では、月半日（３時間）の契約が一般的です。嘱託産業医は、この３時間を最大限に活かして、選任された事業場で働く労働者の健康の保持増進のために貢献することが求められます。産業医活動各論は、月３時間の基本的活動内容である、職場巡視、衛生委員会、健康診断と事後措置、長時間労働者および高ストレス者の面接指導、職場復帰・両立支援、健康教育について、必要不可欠な事項を解説しています。また、産業医活動は、事業場の情報収集と事業者との関係が重要であるため、情報収集と勧告について併せて解説しています。もちろん、本書の情報だけでは不十分という方には、関連書籍や参考文献を紹介していますので、それらを参考にして、より深く学んでいただきたいと思います。

　しかし、プロ嘱託産業医は、嘱託産業医活動を単に月３時間の積み重ねとは捉えていません。事業場は年間計画や中期計画を立て、計画的に運営されているように、産業保健活動についても、事業者や衛生管理者とコミュニケーションを図り、戦略を立て、年36時間の活動を展開することが有効です。そして、各論で解説したような個別活動の成果がより上がるように、事業場の健康文化を育む努力をします。このことを理解していただくために、長年にわたって嘱託産業医を本職として、多くの事業場に関わってきたプロ嘱託産業医の先生方に、①嘱託産業医活動を行う際の基本スタンス、②月３

時間、年36時間を前提とした嘱託産業医活動の進め方、③質の高い嘱託産業医活動を行う上でのポイントについて、活動例を提供していただきました。本書を読むことによって、嘱託産業医にとっての月3時間、年36時間の活用のあり方を理解できると思います。

　働き方改革関連法の一環として改正された労働安全衛生法（2019年4月1日施行）では、産業医の勧告権等、産業医・産業保健機能が強化されました。この背景には、少子高齢化が進む日本社会において、可能な限り多くの人々が生産活動に参加することによって生産性を向上させ、社会の活力を維持しようとする政策があります。そのためには、健全な職場環境、一人ひとりの労働者の健康が大切になります。つまり、法令改正には、産業医および産業保健活動が社会の課題解決に貢献することへの期待が込められています。一方、日本医師会認定産業医の基礎研修修了者が累積10万人を超えましたが、そのなかには資格だけを持っていて、産業医活動の経験がない医師も少なくありません。嘱託産業医活動の入口のハードルを低くして、より多くの皆さんに嘱託産業医活動を始めていただき、社会の課題解決に向けた取組に参加していただくことが、本書の狙いです。

産業医科大学　産業生態科学研究所

教授　森　晃爾

第3章　嘱託産業医のプロは
「月3時間・年36時間」をこう活用する！

はじめての嘱託産業医活動

産業医活動 総論

産業医科大学 産業生態科学研究所
教授 森 晃爾

第 **1** 章

本書では、嘱託産業医活動を「月3時間、年36時間」という時間制限がある活動と仮定して、その中で事業場において労働者の健康の保持増進および事業場の健康文化づくりに産業医として貢献するための必要不可欠な情報を提供している。各論の解説のまえに、産業医活動の基本的な考え方を検討する。

1 ｜ 産業保健活動の目的と産業医の強み

> 産業医の強みは、対外的には作業や作業環境を理解していることであり、対内的には医学の体系的知識を有する独立した存在であることである。

　産業保健の目的については、ILO（国際労働機関）とWHO（世界保健機関）の合同委員会がまとめた定義がある（図表1）。この定義には幅広い対象についての記述があるが、もっとも重要なところは、「作業を人に、また、人をその仕事に適合させること」と「よい社会的雰囲気づくりと円滑な作業行動を促進し、そして事業の生産性を高める方向に、作業組織と作業文化を発展させること」と考えている。

　読者は、医師としての日常診療においては、人の健康や病気に焦点を当てて情報を得て、必要な対処法を考えられていると思われる。一方の産業保健においては、「作業を人に、また、人をその仕事に適合させること」とあるように、常に作業または作業環境という要素と労働者の健康との関係を考えなければならない。

　ある病気を持った労働者は、医療機関を受診すれば患者と呼ばれる。このような2つの性質がある人の健康問題の解決について、各専門分野で治療手段を持っている主治医の方が患者への対応能力は高いことが基本だが、健康に影響する、または疾病によって制限される「作業」については、産業医の方が、はるかに理解度が高いは

ずなので、それを土台に、主治医と産業医が連携することが期待される。すなわち、役割分担をして健康の保持増進を図ろうとすれば、産業医の強みは作業や作業環境を理解しているということになるし、それらを理解しなければ産業医の役割を果たせないということになる。

図表1の産業保健の目的では、主語は明記されていないが、産業保健は、事業者の責任のもと、労働者や産業保健スタッフなどの関係者の連携で実施されるべきものと考えられる。そのような事業場内での連携関係において、産業医の強みは、医学の体系的な知識を有していることに加えて、独立性が保証された立場であることから生じる。図表2の労働安全衛生規則（以下、「安衛則」）第14条第1項に規定された産業医の職務も、「医学に関する専門的知識を必要とするもの」となっているし、労働安全衛生法（以下、「安衛法」）

図表1　産業保健の目的（ILO／WHOの合同委員会が1995年に採択）

産業保健は以下のことを目指すべきである。すべての職業における労働者の身体的、精神的及び社会的健康を最高度に維持、増進させること、労働者のうちで労働条件に起因する健康からの逸脱を予防すること、雇用中の労働者を健康に不利な条件に起因する危険から保護すること、労働者の生理学的、心理学的能力に適合する職業環境に労働者を配置し、維持すること、以上を要約すれば作業を人に、また、人をその仕事に適合させることである。

産業保健における主要な焦点は3つの異なった目的に絞られる。①労働者の健康と作業能力の維持と増進、②安全と健康をもたらすように作業環境と作業の改善、そして③作業における健康と安全を支援し、そのことによって、よい社会的雰囲気づくりと円滑な作業行動を促進し、そして事業の生産性を高める方向に、作業組織と作業文化を発展させること、このような関係において、作業文化という概念が意図するところは、当該企業が採択した不可欠の価値体系を反映することを意味する。実際面では、このような文化は、企業の経営システム、人事方針、品質管理に反映される。

（公益財団法人産業医学振興財団のホームページに掲載された日本語訳）

第13条第5項で産業医の事業者に対する勧告権が規定され、一方で、安衛則第14条第4項で、事業者に対して、勧告等を受けたことによる産業医に対する不利益な取扱いを禁止しているように、独立性が確保されている。

さらに、産業保健活動の目的には、「事業の生産性を高める方向に、作業組織と作業文化を発展させること」といったような、ある意味、企業の健康文化づくりも含まれている。このような健康文化は、法令遵守を目的とした個別の活動だけでは達成できない。事業者の方針や事業活動のプロセス、そして労働者の行動特性にも埋め込まれる必要がある。そのため、関係者の意識向上のための対話や啓発、ルールや仕組みの構築といった取組みが不可欠である。そこで、本書では産業医活動を月3時間の側面だけでなく、年36時間の取組みとして捉え、経年的に事業場の健康文化の構築に対する産業医の貢献についても言及している。

2 | 法令上の産業医の役割

> はじめて嘱託産業医として事業者に選任され、産業医活動を行う際、法令上の役割と事業者の期待を理解することが重要である。

なぜ事業者が産業医と契約したのか、最初の理由は法令の求めにある。ご存じのとおり、安衛法第13条第1項で、「事業者は、政令で定める規模の事業場ごとに、厚生労働省令で定めるところにより、医師のうちから産業医を選任し、その者に労働者の健康管理その他の厚生労働省令で定める事項を行わせなければならない。」と規定している。そして、政令、すなわち労働安全衛生法施行令第5条では、「法第13条第1項の政令で定める規模の事業場は、常時50人以上の労働者を使用する事業場とする。」と規定されている。

しかし、産業医を選任したあと、産業医に何をさせるかという規

定は必ずしも多くない。産業医が行う助言・指導・勧告を除けば、具体的な活動としては、安衛則第15条で産業医の職場巡視が規定されており、安衛法第18条第2項で、衛生委員会の委員として「産業医のうちから事業者が指名した者」との規定だけである。もちろん、安衛則第14条第1項で、「法第13条第1項の厚生労働省令で定める事項は、次に掲げる事項で医学に関する専門的知識を必要とするものとする。」として、第1号から第9号の項目について職務を規定している（図表2）。しかし、例えば第1号「健康診断の実施及びその結果に基づく労働者の健康を保持するための措置に関すること。」とあっても、安衛法第66条第1項では、「事業者は、労働者に対し、厚生労働省令で定めるところにより、医師による健康診断を行わなければならない。」と必ずしも産業医を指定していない。つまり、健康診断の実施は、他の医師に任せてもいいことになる。

図表2　安衛則第14条第1項で規定された産業医の職務
（一部追記、または省略）

次に掲げる事項で医学に関する専門的知識を必要とするものとする。
一　健康診断の実施及びその結果に基づく労働者の健康を保持するための措置に関すること。
二　長時間労働者の面接指導並びにこれらの結果に基づく労働者の健康を保持するための措置に関すること。
三　ストレスチェックの実施並びに高ストレス者の面接指導の実施及びその結果に基づく労働者の健康を保持するための措置に関すること。
四　作業環境の維持管理に関すること。
五　作業の管理に関すること。
六　その他、労働者の健康管理に関すること。
七　健康教育、健康相談その他労働者の健康の保持増進を図るための措置に関すること。
八　衛生教育に関すること。
九　労働者の健康障害の原因の調査及び再発防止のための措置に関すること。

繰り返しになるが、本書では、嘱託産業医としての活動時間を月3時間として定義しているので、ニーズが増えれば、その分、活動時間を増やせばよいという考え方はしていない。現実的に、多くの嘱託産業医は、日常の診療活動の合間を使って活動しているので、突然、月2回、月3回といったように、回数を増やしてほしいという要請を受けても、簡単に応じることは難しいはずである。一方、法令では幅広い職務が書かれているが、前述のように産業医自身がしなければならない業務は限られている。そこで、前述の産業保健の目的を理解したうえで、産業医ならではの強みを理解して、限られた時間を有効活用するために、優先順位をつけて活動を展開したいものである。

3 ｜ 健康配慮義務を果たすための基本戦略

> 事業者の健康配慮義務の履行を支援することは、産業医の極めて重要な役割である。産業医として、3つまたは4つのステップからなる健康配慮義務を果たすための基本戦略を理解することが必要である。

　事業者が産業医を選任した理由の第二は、安全（健康）配慮義務を果たす上で、専門的な知識を必要とするからである。本来、安衛法の規定も、安全配慮義務を果たすために必要な最低限の条件とも言える。

　安全配慮義務は、労働契約法第5条で、「労働契約に伴い、労働者がその生命、身体等の安全を確保しつつ労働することができるよう、必要な配慮をするものとする。」と規定されている。そして、この“安全”という言葉には健康への配慮（健康配慮義務）も含まれている。安全配慮義務が果たされずに労働者が何らかの損害を被った場合には、債務不履行による民事上の賠償責任が生じることになる。この

ような安全配慮義務違反が争点になった際、「予見可能性：会社が予見できた可能性があったかどうか」と「結果回避性：それを会社として回避する手段があったかどうか」が争われることになる。しかし、法令順守と異なり、何をすればよいかが書かれているわけではないので、事業者は特に健康配慮義務を果たそうとすれば産業医のような専門家の知識を借りる必要がある。

　産業医としては、本来、健康配慮義務を果たすための基本戦略を知った上で、事業者責任の履行を支援したいところである。産業保健には、そのような健康配慮義務を果たすための3つ（または4つ）のステップからなる基本戦略が存在する。

　第1ステップは、健康障害要因に対する曝露を許容レベル以下にすることである。一般に許容レベルは、ほとんどすべての労働者に対して健康障害が生じないレベルと定義され、化学物質などの化学的健康障害要因、騒音や暑熱などの物理的健康障害要因では、許容レベルが科学的に設定されている。その際、"すべて"ではなく、"ほとんどすべて"となっているのは、例外的な健康状態や特性の労働者にまで第1ステップで管理することは現実的ではないためである。そこで、第2ステップでは、そのような例外的な健康状態や特性の労働者を守るために、健康状態にあった仕事をさせたり、配慮を行うといった適正配置や就業制限といった個別の対応を行ったりする。基本的に第1ステップでほとんどすべての労働者の健康が守られ、第2ステップで例外的な健康状態の労働者の健康も保護されるわけなので、ここまですべての労働者の健康が確保されることになるはずである。しかし、見落としや予期せぬ曝露によって健康障害が発生する可能性がある。そこで、それらを早期発見するために第3ステップとして、特殊健康診断などの方法で、仕事による健康への影響を評価する。

　昨今、健康配慮義務違反に問われる事例には過労死や過労自殺などの心理社会的要因に分類される要因による健康障害が増加している。そのうち過労死の原因は、脳心血管疾患といった加齢によって

も増加する病気であるため、高年齢労働者が増加すれば、当然、ス
テップ2で適正配置や就業制限が必要な対象者が増加することにな
る。そこで、健康増進を図り、長期にわたり働ける労働者を増やす
ことも重要となる。このステップを、従来のステップ1と2の間に
入れて、4つのステップからなる産業保健プログラムを推進するこ
とが、健康配慮義務と労働力確保の両立には不可欠になってきている。

4 産業保健におけるリスクマネジメントと産業医

> 産業医がリスクマネジメントにおいて役割を果たすためには、「労
> 働者を知ること」、「作業現場を知る」ことが不可欠である。また、
> 産業医は事業者、衛生管理者、労働者に働きかけてリスクを下げ
> させるため、日ごろからの信頼関係づくりが重要である。

　産業保健活動は予防医学を前提としたものである。予防医学では、
将来の疾病発生のリスクを低減することによって、疾病発生の可能
性を下げようとする。そこで、まず疾病の重大性と疾病発生の可能
性からリスク評価を行う。何かを行おうとすれば、リスクがゼロに
なることはないので、リスク評価の結果は「許容できるか」、「許容
できないか」という判断をすることになる。また、同じ「許容でき
ない」リスクについても、リスクの大きさによって優先順位を付け
ることも重要である。
　産業保健におけるリスク評価をしようとすれば、疾病の重大性や
可能性も、ただ単に労働者個人の健康状態のみだけではなく、作業
や作業環境という側面の情報も利用して判断することが必要になる。
つまり、「労働者を知る」とともに、「作業現場を知る」ということは、
産業医にとって必要不可欠なことである。さらに、組織に働きかけ
て何かを動かそうとすれば、会社や組織を理解しなければならない。
　労働者に健康障害が生じうるリスクについては、作業や作業環境

側に存在するもの、主に労働者側に存在するもの、作業と労働者の健康状態の不適合（ミスマッチ）に存在するものがある。これらについて、リスクが許容できないといっても、産業医がリスクを下げられるわけではない。産業医は何らかの働きかけをするわけだが、あくまでもリスクを下げさせるように、事業者、衛生管理者、労働者に、働きかけるのが仕事となる。そのためには、日ごろから職場の関係者とのコミュニケーションを忘れずに、信頼関係づくりの努力を図ることが求められるし、活動時間が限られる嘱託産業医にとっては、衛生管理者や保健師などの産業保健スタッフの成長を支援することも必要となる。

5 ｜ 産業保健における二つのPDCAサイクル

> 産業医は、事業場において、個別の労働者の健康課題の改善である小さなPDCAサイクルと産業保健の取り組み自体の改善である大きなPDCAサイクルが廻るように、様々な働きかけを行う必要がある。

　どのような事柄も、最初からすべてのことを高いレベルで実行することはできない。それは産業保健活動も同じである。そこで、計画や目標を立て（Plan）、計画を実行し（Do）、実行状況および目標の達成状況を評価し（Check）、必要な改善を図る（Act）を繰り返す、すなわちPDCAサイクルを廻すことによって、継続的に改善を図ることが重要になる。

　産業保健や労働安全衛生におけるPDCAサイクルには、2つのレベルのサイクルがあるといわれている。1つ目はリスク評価に基づきリスク低減計画を立て、リスク低減を実行し、リスク低減状況を評価し、必要な改善を図るもので、一般に個別の健康課題を扱うことから、小さなPDCAサイクルと呼ばれている。リスクという

言葉を使うと少し難しく感じるかもしれないが、例えば健康診断の結果、ある職場では肥満者が多いという課題があった場合に、肥満者を減らすためのプログラムを計画し、実施し、どの程度肥満者が減ったかを確認して、プログラムの改善を図るなどの健康増進プログラムも含まれる。

　一方、いろいろな事業場で産業医をしていると、安全衛生活動が計画的に実施されている、衛生委員会が活性化していて労使で前向きな意見が交わされている、職場巡視での指摘事項に対する返事が翌月に確実に戻ってくるといったように、取組みがとてもよく機能している事業場がある。一方で、活動が行き当たりばったりであったり、衛生委員会がただの報告で終わっていたり、職場巡視の指摘事項がいつまで経っても対応されないなど、全く逆の状況の事業場もある。このような事業場における産業保健または労働安全衛生の取組み自体にも、継続的改善が必要であり、もう一つのレベルのPDCAサイクル、すなわち大きなPDCAサイクルを廻すことも必要になる。

　嘱託産業医活動では、時間的な制約もあり、PDCAサイクルを廻す当事者になることは容易ではないが、事業者、衛生管理者などに働きかけるときや、衛生委員会で発言するときには、PDCAサイクルの概念を意識することが重要である。そしてその先には、事業者が労働者の健康に対して責任意識をもって事業運営をしていて、労働者も長く仕事ができるように自己の健康管理に意識を持ち、さらには同僚との間でお互いの健康に気遣っている、そんな健康文化の構築がある。健康文化が構築されている事業場では、日常的に健康の話題が出てくるし、事業に関わる判断がなされるときにも、労働者の健康は重要な要素として判断理由になっている。

6 | 月3時間、年36時間の産業医活動 ～まとめに代えて～

> 嘱託産業医として、月3時間、年36時間の活動の中で、法令の要求と労働者と作業現場を理解しているという産業医の強みをもとに優先順位を意識して活動を行う。事業者等の関係者との対話を通じて、より長い期間をかけて、事業場の健康文化の構築に貢献していただきたい。

　嘱託産業医活動は、多くの場合、「月3時間、年36時間」といった時間制限のある活動である。そのため、法令順守と安全配慮義務といった、事業者が果たさなければならない責任を専門的な立場から担えるように、活動の優先順位を明確にしておく必要がある。その際、産業医には対外的には作業や作業環境を理解していること、対内的には医学の体系的知識を有する独立した存在であることといった強みがあることを認識して、最大限の役割を果たすことができるように、時間を使うことが求められる。また、産業保健や労働安全衛生では、継続的改善の概念であるPDCAサイクルを廻しながら、時間をかけて、より健康で安全な職場づくりをしていく。関係者との関わりを通じて、産業医として、事業場の健康文化の構築に貢献したいところである。

　以上のことを前提に考えると、産業医の月3時間は、（安全）衛生委員会と職場巡視といった法令で産業医の関与が義務化されている事項、健康診断の事後措置や面接指導、復職面接といった医師に実施が求められており、特に労働者と作業現場を理解している産業医が行うことが有効な労働者との個別対応を基本に使うことになることが一般的である。しかし、それだけでは、ただ漫然と活動していることになる。そこで、可能な限り、事業場のトップ、人事労務担当者、衛生管理者や保健師等の産業保健スタッフなどと情報や意

見を交換する時間を確保することが有効である。安衛法で、産業医には安衛法第13条第5項で事業者に対して勧告が、安衛則第14条第3項で総括安全衛生管理者に対する勧告と、衛生管理者に対する指導や助言ができると規定されている。また、安衛法第13条第4項で、産業医に対して労働者の労働時間の情報やその他の産業医が労働者の健康管理等を適切に行うために必要な情報を提供することが事業者の義務として定められている。このような法令の規定も理解して、関係者との対話を進めていただきたい。

　次に年36時間の概念である。通常、産業保健活動や安全衛生活動は、年間計画に基づき実施される。年間計画には、「何月に健康診断を行うか」、「何月に健康教育を行うか」といった活動スケジュールと、何月に翌年の目標や計画を立て、何月に評価を行い改善の検討を図るかといったPDCAサイクルに関わるスケジュールが含まれる。産業医はこの計画づくりに意見を述べることも必要だし、年間計画の中で、例えば健康診断の総合判定（保健指導区分および就業区分）を行うことや、管理監督者教育を行うことも必要である。また、特定の時期の重点活動を意識して、そのような月にだけ追加の出務をしてもいいし、場合によっては職場巡視を短縮して、重点活動に時間を振り分けるといった柔軟な対応をしてもよいだろう。

　そして、月3時間、年36時間の中で、常に労働者を理解し、作業現場を理解することを意識するとともに、事業者等の関係者との対話を通じて、より長い期間をかけて、事業場の健康文化の構築に貢献してほしい。信頼関係が構築されると、産業医には様々な相談が寄せられるようになる。その中には、「これは産業医の仕事？」と疑問に思うようなものも出てくるかもしれないが、一つひとつの期待に誠実に応えることによって、産業医の貢献はより大きなものになっていくであろう。

はじめての嘱託産業医活動

第**2**章

産業医活動　各論

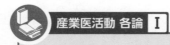

職場巡視

森本産業医事務所　代表　森本 英樹

　この項目では、限られた嘱託産業医の活動時間の中で、産業医としての職場巡視の時間をどのように活かすかについて説明する。

1 なぜ職場巡視が必要か

　産業医と臨床医は活躍のフィールドが異なり、お互いの強みを生かすことで健康を守り伸ばすことができる。臨床医の強みは診療行為（検査や治療）であり、産業医の強みは働く人の職場を知り職場の改善につなげることである。産業医が職場を知る方法には、従業員との面談や衛生委員会などがあるが、職場巡視は職場を知る方法の中で重要度が高いものの１つである。「百聞は一見に如かず」ともいうが、職場に行って、産業医自身の目で見て感じ、職場の担当者と意見交換した情報は他に代えがたい。

　産業医の職場巡視は法的には労働安全衛生規則（以下、安衛則）第15条に示されている。具体的には少なくとも月に１回行うことと定められ、作業方法または衛生状態に有害のおそれがあるときは直ちに健康障害を防止するために必要な措置を講じなければならない。職場巡視は2017年の安衛法改正により、一定の要件を満たすことでその頻度を２か月に１度に変更することが可能になった。とはいえ、産業医の執務頻度を単純に２か月に１度にしてよいというわけではない。衛生委員会への参加、長時間労働者のリストの確認（法定では80時間／月以上）、週に１回以上の頻度で行う衛生管理者の職場巡視結果の確認など産業医が毎月行うべき活動がある。会社によっ

て産業保健活動の何に重点を置くかや、課題は異なるため、事業主や産業医が産業保健活動全般を俯瞰したうえで優先順位を調整することができるようになったというのが改正の意味合いである。

　職場巡視の目的は「職場を知り産業保健活動に活かすこと。その結果、人の健康を守ること」であるが、大きく分けると2つの目的になる（引用文献1）。1点目は「健康状態に問題のない大多数の従業員が、作業により健康状態を損ねないこと（業務上疾病・作業関連疾患の予防）」である。例えば、暑熱環境や騒音環境、粉じん環境、化学物質使用環境といった各種有害環境が、ある一定の基準を超えて不良な職場環境であると健康障害が発生しやすく、また実際に健康障害が発生した場合には労働災害と判断される可能性が非常に高くなる。産業医はこれらの環境を見つけた場合に、事業主に改善の必要性を説く必要がある。

　2点目は「健康状態に問題のある人が、作業により健康状態を悪化させないこと（就業配慮の履行状況の確認）」である。例えば、腰のヘルニアの手術直後のため「重量物取り扱いについて配慮が必要」との意見を産業医が出し、人事部門も同意している従業員がいるとして、その当人が職場で他の人に迷惑がかかるからという気持ちを持ちつつ重量物取り扱い作業に従事している事例がありえる。その他、知らず知らずのうちに病気が悪化するような負荷のかかる業務をしているなど、当該従業員との面談だけでは把握しきれない事項について、産業医が職場巡視をすることで把握できるかもしれない。

　また、状況によっては、職場巡視の指摘が契機になり、作業負荷の軽減だけでなく作業効率が高くなることもありえる。例えば、照度不足の解消への助言や、不良な作業姿勢での繰り返し作業を軽減するために台車を活用することへの助言などが該当する。このため産業医は人間工学的な視点を持つことも望ましいだろう（引用文献2）。

　職場巡視は独立した産業保健活動ではなく、いわゆる5管理（総括管理、作業環境管理、作業管理、健康管理、労働衛生教育）の中

15

で総括管理の1つに位置づけられ、他の活動と結びついている。例えば、「糖尿病のコントロールが悪いため保健指導をした人が暑熱職場で働いていることまでは把握しているものの、具体的にはどのような環境なのか」（健康管理から職場巡視への視座）や、「職場巡視で指摘をしたことで有機溶剤の作業環境測定をするようになったが、その結果はどうか」（職場巡視から作業環境管理への視座）など、繰り返し職場巡視をする中で、それぞれの活動が連動していることが実感できるようになる。

2 | 具体的な職場巡視の方法

(1) 事前準備

　外来診療を開始する前に予約が入っている患者さんのカルテを見ておくのと同じように、事前に会社の概要を把握し健康に影響を及ぼす可能性のある業務内容や気になる従業員をイメージしておくと、質の高い職場巡視ができる。

　まずは嘱託産業医先全体と職場巡視先の業務内容を把握することから始めるとよい。会社のリーフレットに目を通しておくことも大切なポイントである。大きな企業だとＣＳＲ報告書（環境報告書などの名前の場合もある）がインターネット上で公開されていることもあるので、嘱託産業医先が従業員にどのような取り組みを行っているかを知ることができる。会社の組織図や安全衛生管理体制図といった情報も集めておくと理解が深まる。

　健康に影響を及ぼすものへの情報収集といえば、化学物質や放射線、暑熱作業、騒音作業といったものをイメージするだろうが、必ずしもそれだけではない。例えば、デスクワーク主体の部署では、巡視する部署の過重労働状況（残業時間の把握や医師の面接指導の結果など）、ストレスチェック状況（医師の面接指導の結果や集団分析結果など）も重要な着眼点となる。

　また、先ほど言及したように、就業に配慮が必要な人がいる場合には、就業配慮内容が順守されているか、適切な状態であるか（過剰配慮や過少配慮になっていないか）などを、職場巡視の際に所属の上司とコミュニケーションをとることができる。

　その他、事前に把握しておくことが望ましいものとして、衛生管理者の職場巡視結果や衛生委員会の資料、特殊健康診断結果や産業保健職が面談をした時の気がかり事項・課題などがある。より職場に近い存在である衛生管理者が何に着目し、何を課題と感じているかを把握することは重要なポイントである。また、巡視する職場が衛生委員会で衛生活動や労働災害の報告をしていることがある。職場巡視の際にそれらを話題に出すことで、その職場の状況をより深く知ることができる。

　なお、産業医が職場巡視をはじめる当初は、職場巡視スケジュールを担当者に一任することが多いだろうが、一巡したころに今後の職場巡視計画を担当者とともに立てることを推奨する。回数を重ねることで漫然とした職場巡視になってきたと感じる場合には、職場巡視のテーマ（情報機器（VDT）作業、化学物質管理状況など）を決めることでメリハリをつけることもできる。

(2) 職場巡視の流れ

① 職場の担当者とのコミュニケーション

　まずは職場の担当者とのコミュニケーションから始める。その部署への職場巡視が初回なのであれば、事前準備で得た情報を踏まえつつ人員や業務内容、繁忙状況といったその部署の基礎情報を確認する。人員については年齢や性別、雇用形態（正社員、短時間労働者、派遣社員など）も確認することが望ましい。次に職場の健康上の課題と取り組み状況を確認する。課題と取り組み状況について、職場の担当者がスムーズに答える時もあれば、そうでないこともある。職場の担当者はその職場で仕事をしているので、仕事をするという視点では詳細を把握しているが、職場の衛

生面からの視点で職場を振り返ったことはないかもしれない。職場の担当者の認識を把握しつつ、職場巡視につなげることが重要である。2度目以降の職場巡視の場合は、前回の職場巡視以降の変化・改善の進捗状況についても併せて確認することができる。

② 職場巡視の着眼点

　職場の全体像を把握し、これまでの準備・コミュニケーションの中で得た健康に影響を及ぼす要因の存在を理解し、過不足がないかを確認することが必要になる。より詳細な情報を知りたい方は別途出版されている引用文献3が参考になる。

a) いずれの職場でも確認したい事項

　机・椅子周囲の環境に問題はないか。足元に物が置かれていると作業姿勢が不良になり、筋骨格系の症状が出やすくなる。また、地震の時に机の下に隠れることができなくなる。最低限、椅子は高さが調整でき背もたれがあるものが望ましい。事務作業ができるだけのスペースがない場合や、ディスプレイの位置が視線より高く上を見上げるような状況の場合、日光が当たってディスプレイに映り込みがあるような場合は指摘事項にあげることが必要になる。その他、事務所として問題がないかについては事務所衛生基準規則に図表1のような基準があり、また定期的に作業環境測定（原則2か月に1回、環境が良好で基準を満たす場合には軽減措置あり）をすることが定められている。

　救急物品は、安衛則第633条と同第634条に定められているので、

図表1　事務所の環境

気　　積	$10m^3$/人以上
気　　流	0.5m/秒以下
室　　温	17℃以上28℃以下
相対湿度	40%以上70%以下
照　　度	作業によって異なり　70ルクス以上〜300ルクス以上

救急物品の管理状況に問題がないかを確認する。期限切れが散見される場合がある。また、逆に絆創膏が空になっている場合には、怪我が多い職場かもしれないと疑うことも必要である。法定のもの以外のOTC医薬品（風邪薬や痛み止めなど）が入っている場合もあるが、医薬品を他者に譲渡することは薬事法に違反する可能性がある。このため、法定以外の医薬品は救急箱に入れずに従業員が各自で管理してもらうことが原則である。

避難・消防に関しては産業医の専門外にはなるが、ある程度は確認することができる。避難通路・非常口・防火扉・消火器・消火栓周辺に物品が置かれていると、万一の際の生死に大きく影響するため、巡視同行者に改善を依頼する場合がある。また、消火器は6か月に1回以上の点検が必要である（消防法施行規則の規定に基づき、消防用設備等又は特殊消防用設備等の種類及び点検内容に応じて行う点検の期間、点検の方法並びに点検の結果についての報告書の様式を定める件（平成16年消防庁告示9））。点検済証が消火器に貼付されているか、その点検日がいつかを確認することで、定期点検が適切に行われているかを確認することができる。その他、電気コンセントの差込口にほこりがかぶっている、破損している、水がかかりそうな場所にあるなどの状況も、火災防止の観点から巡視の指摘事項になりえる。

地震対策として、キャビネットなどの設置物が固定されているかも確認するとよい。重量物については固定することが大原則であるが、どうしても対応が難しい場合には、設置物が地震の際に扉をふさぐ形で倒れないか、対策としての突っ張り棒・耐震ジェルが有効な対策になりうるかにも目を向ける必要がある。

休憩・休養できる場所については、安衛則第613条と同第618条に定められている。ソファーや簡易ベッドを置くことで対応している事業場が多い。一方で、本来は休憩や体調不良者のための休養の場所であるはずが、帰宅せずに泊まり込みをする従業員の仮眠室となっていることもありえる。過重労働を促進するような使

い方になっていないかという点にも注目してほしい。

　執務スペースの環境が良好な場合でも、倉庫が雑然としていることはありえる。足元近くや胸部より高い位置の物品を頻繁に出し入れする状況は、腰痛防止などの観点から望ましくない。2メートルを超す高さまで書類や物品が積み重ねられている場合は、はい作業主任者の選任が必要となる業務に近似することになるので安全面から避けるように指定・指導することができる。

　喫煙場所については、2020年4月に改正健康増進法が全面施行され、室内における喫煙室の管理が厳しくなる。具体的には、未成年者の立ち入り禁止は当然のこととして、壁や天井で隔離されている喫煙室を作り、標識を掲示することが必要である。そしてたばこの煙は屋外に排出しつつ喫煙室に向かって0.2m／秒の風速を確保すること等が求められる。

b）有害職場について

　詳細は前掲の引用文献3を参考にしてもらいたいが、有害環境では、作業環境管理・作業管理・健康管理が法的にも求められる。引用文献3に加え、行政から各種リーフレットが発行されているものもありそれらも参考になる。インターネットを活用し、行政のホームページからダウンロードするなどして、目を通してもらいたい。

（3）職場巡視の注意事項

① 服装

　産業医は労働衛生の模範にならなければならない。保護具が必要な作業場を巡視する場合には、保護具の使用を順守することが重要である。デスクワーク（事務職場）の巡視であっても、サンダル履きなどは当然避けることが望ましい。

　産業医巡視をアピールする目的で、巡視同行者から白衣の着用を依頼されることもある。その際は、白衣の着用が職場巡視の際に安全か（回転体などの機械に巻き込まれる恐れがないか等）を

踏まえて判断する必要がある。当然ではあるが、職場巡視で汚れがついた白衣のまま従業員と面談するようなことは、マナーとして避けることが必要である。

② **会社のルールや巡視同行者の指示にしたがう**

　会社の機密事項を守るため、一定区域で携帯電話やカメラの持ち込み・使用を禁止していることがある。安全通路を歩くなど基本的なルールを守ることも重要である。立ち入り制限がある区域で気がかりな事項がある場合には、事前に巡視同行者に立ち入りの可否を相談しておくのも一つの方法となる。

③ **仕事をしている従業員に急に声かけしない**

　デスクワークでも現場作業でも、突然に産業医から声をかけられることで、その従業員のミスを誘発する可能性がある。特に現場作業では安全上の問題もあるので、声をかける時には巡視同行者に確認をとってからが望ましい。

④ **疑問点があれば質問する**

　初回の職場巡視では分からないことが多くあって当然である。病院では、医師は人に教えることがあっても教えられることは少ないかもしれない。一方で、嘱託産業医先では、産業医は知らないことのほうが多い。衛生管理者や職場巡視先の担当者は、興味をもって自社のことを質問してくれる人を悪く思うことはまずないので、疑問点があれば遠慮なく質問することが重要である。特に業務内容などの基本的な事項は、後になればなるほど質問しにくくなるので、極力初回に情報を集めておくことが望ましい。

⑤ **巡視ができていない場所があるかもしれない**

　特に現場の作業場所では、「遠方なので執務の時間内では職場巡視できない」、「産業医を危ないところに連れて行くわけにはいかない」、「指摘されても対処方法がない場所なので産業医に見てもらうのは避けておこう」という場所があるかもしれない。このような場所は役員や管理職の目が十分に届いていないこともあり、必要な対策が進んでいないこともありえる。

それぞれの場所で業務をしている従業員へ思いをはせつつ関係を築く、本当に暑い場所には本当に暑い時間帯に訪問する、単に指摘するだけで終わるのではなく、ともに改善策を考えるなどの真摯な姿勢で産業医が巡視を続けることで、嘱託産業医の立場であっても「本当の会社の課題を教えてもらえた」、「今までよりさらに会社のことを知ることができた」と感じる瞬間があるかもしれない。

⑥ **巡視しているとき以外の状態を想像する**

職場巡視をしたときの状態がいつも通りであるとは限らない。季節や気候、時間帯によって現時点ではみえない課題が出てくることがある。「暑いとき（熱中症など）／寒いとき（インフルエンザ流行など）」、「雨の時（高湿度による不快・雨漏りなど）」、「夜間（人が少ない・暗い・運転リスクなど）」などいろいろな場面を想像しながら、衛生リスクを拾い上げることも重要となる。

(4) 報告書の作成と活用

① **フォーマット**

職場巡視報告書の様式は法定や行政が勧奨しているものはなく、それぞれの産業医が使い慣れたものを使用している（引用文献３）。日時、部署、巡視同行者の氏名といった基本情報に加え、巡視での指摘・指導事項を記載する。良好事例も重要な情報であり、極力記載できるような心掛けが必要となる。また、巡視報告書が双方向になるよう、職場巡視先の担当者から指摘事項への回答を記載できるように項目を設けておくことも推奨できる。その他、閲覧することが必要な担当者（部署の所属長など）の捺印欄を用意しておくことも望ましい（図表２）。

② **報告先**

職場巡視の結果は、衛生委員会で報告されることが望ましい。巡視していない部署でも同様の課題が存在するかもしれないが、巡視結果を衛生委員会で報告することで、他の部署への注意喚起

図表2

2000年○月○日

職場巡視報告書

日　時	2000年○月○日 ○時○分～○時○分	巡視場所	○○部

職場ご担当者

観察事項

指摘事項

指摘事項への対応（職場記入欄）

産業医	衛生管理者	職場担当者

を行うことができる。もし、衛生委員会で産業医巡視結果が報告されていない場合には、衛生委員会の議事に含めてもらうように産業医から働きかけをしてみてはいかがだろうか。

③　気を付けておくこと

　　職場巡視の終了時にまとめをし、報告書に記載する予定の事項について巡視同行者と簡単でもよいので、コミュニケーションをとっておくとよい。産業医の誤認を防止できるという以外にも何点か理由がある。指摘事項への対策については多額の予算がかかるような場合もあり、また職場と産業医とで対策の優先順位を会話しておくことは非常に重要になる。さらに、書類が独り歩きしないよう現実的な折り合いを職場の担当者と共有しておくことが、短期的にも中長期的にも本質的かつ前向きな対策につながる。良好な関係ができてくると逆に職場の担当者から「この事項を巡視報告書に書いてくれませんか。書いてもらえるとそれを契機に対策を進めやすいので」という場合も出てくるかもしれない。

［引用文献］

1．宮本俊明監修『職場巡視ストラテジー』（産業保健ストラテジーシリーズ第5巻、pp99-100）バイオコミュニケーションズ
2．国際労働事務局編集『人間工学チェックポイント第2版』大原記念労働科学研究所
3．森晃爾編『改訂　写真で見る職場巡視のポイント』（産業保健ハンドブックシリーズ③）労働調査会

産業医活動 各論 **II**

衛生委員会

産業医科大学 産業生態科学研究所 産業保健経営学
講師 永田 昌子

　嘱託産業医の活動の中で衛生委員会は、活動の目的がやや分かりにくい活動である。産業医としてどのように関わっていくべきだろうか。「産業医契約の事業場から、安全衛生委員会への出席を依頼され、何回か出席したが、議題の多くは労災事例やヒヤリハットなどの安全活動が中心で、産業医としてどんな時に発言をしたらよいか分からない」、「安全衛生活動の報告と今後の活動の連絡ばかりで、審議の時間なんてほとんどない。私はただ聞いているだけでよいのだろうか」など、衛生委員会に出席した当初、戸惑いを感じることが多いかもしれない。さらに出務時間が限られている中、この活動に時間を割く必要があるのか疑問を抱くこともあるかもしれない。そこで、衛生委員会の役割と衛生委員会を活用して産業医が産業保健活動の推進に貢献する方法を紹介したい。

1 ｜ 衛生委員会とは

　衛生委員会とは、労働安全衛生法第18条で規定され、常時50人以上の労働者を使用する事業場に設置しなければならない。産業医を選任すべき規模の事業場であれば、衛生委員会は設置しなければならないことになる。法令で図表１のように構成員も決まっている。産業医は法令で規定されている衛生委員会の構成員なので、出席を求められることになる。

　法令上、衛生委員会の機能は、図表２の事項について審議して、事業者に意見を述べることである。とはいえ、実態としては、安全

衛生活動の報告や情報共有しか行っていない事業場もある。

衛生委員会の構成員

衛生委員会 の議長	事業所長など事業の実施を統括管理する者 若しくはこれに準ずる者
委員	衛生管理者のうちから事業者が指名した者 産業医のうちから事業者が指名した者 当該事業場の労働者で衛生に関し経験を有する者のうちから 事業者が指名した者
構成	議長を除き、半数は使用者側代表者、残り半数は労働者側 代表者で構成される。産業医は使用者側代表の立場である

2 | 出席してみよう

　衛生委員会は"出席する"だけでも価値がある。事業場に出務する時間と衛生委員会の開催時間が合わない場合、年に何度かは産業医の出務時間と合わせて開催するように担当者に申し出てみてほしい。出席するだけで、社内の安全衛生活動のキーパーソンらに産業医の顔を覚えてもらうことができ、定期的に顔を合わせ、情報交換をする場ができることになる。これだけで嘱託産業医の活動はずいぶんやりやすくなる。産業医の顔が売れれば、「先生、γ – GTPが高いんですよね。どうすればいいですか」などの個人的な相談が舞い込んでくる。これらにひとつひとつ丁寧に対応することで構築される信頼関係により、その他の産業保健活動においても産業医の意見が通りやすくなる。

　また、業種の違いや会社の個性により、会議の進め方や発言の出方は様々であり、出席しないとこれは分からない。促さなくても労働者側の意見が多く挙がる事業場もあれば、根回しが済んだ発言しかないような事業場もある。また、委員の発言が衛生委員会にどのように受け止められ、施策や活動に反映されるのかも観察してみる

図表2　衛生委員会の機能

労働安全衛生法第18条第1項
**　衛生委員会の調査審議事項**

1．労働者の健康障害を防止するための基本となるべき対策に関すること
2．労働者の健康の保持増進を図るための基本となるべき対策に関すること
3．労働災害の原因及び再発防止対策で、衛生に関すること
4．前三号に掲げるもののほか、労働者の健康障害の防止及び健康の保持増進に関する重要事項

労働安全衛生規則第22条
**　労働者の健康障害の防止及び健康の保持増進に関する重要事項**

1．衛生に関する規定の作成に関すること。
2．厚生労働大臣が公表する技術上の指針（安衛法第28条第1項）の危険性又は有害性等の調査及びその結果に基づき講ずる措置のうち、衛生に関すること。
3．安全衛生に関する計画（衛生）の作成、実施、評価及び改善に関すること。
4．衛生教育の実施計画の作成に関すること。
5．法定の化学物質の有害性調査（安衛法第57条の3第1項、第57条の4第1項）並びにその結果に対する対策の樹立に関すること。
6．法定の作業環境測定（安衛法第65条第1項、第5項）の結果及びその結果の評価に基づく対策の樹立に関すること。
7．定期的に行われる健康診断、臨時の健康診断、自ら受けた健康診断および法に基づく他の省令に基づいて行われる医師の診断、診察又は処置の結果並びにその結果に対する対策の樹立に関すること。
8．労働者の健康の保持増進を図るため必要な措置の実施計画の作成に関すること。
9．長時間にわたる労働による労働者の健康障害の防止を図るための対策の樹立に関すること。
10．労働者の精神的健康の保持増進を図るための対策の樹立に関すること。
11．厚生労働大臣、都道府県労働局長、労働基準監督署長、労働基準監督官又は労働衛生専門官から文書により命令、指示、勧告又は指導を受けた事項のうち、労働者の健康障害の防止に関すること。

とよいだろう。これらの会議の雰囲気などから、会社の組織文化や安全衛生のレベル、さらには産業医に対する会社の要望なども理解できるだろう。参加するだけで得られるこれらの情報によって、産業医活動の優先すべき課題、進め方を判断することができるかもしれない。

3 | 発言する機会をつくる

(1) まずは健康講話から

　出席をするだけでも価値はあるが、次のステップとして発言をする機会をつくってもらうとよいだろう。法令では、安全委員会と衛生委員会を兼ねて安全衛生委員会を設置してよいことになっており、安全衛生委員会では「安全」に関する活動報告や議題が中心で、「衛生」に関しての議題がほとんど出てこないことがある。このような場合、産業医による健康に関しての話題の提供があることによって、両者のバランスのとれた安全衛生委員会になるだろう。手始めに、時節に合わせた病気の話や地域で流行している感染症、ご専門の領域の話をすることから始めてはいかがだろうか。できれば、参加者の多くが関心を持ちやすく、働くことに何らか関連するとなおよい。そうすることで、個々の健康の話にとどまらず、事業場で行う作業管理や健康管理、健康増進活動の必要性などに委員の関心が向き、審議が展開されると素晴らしい。例えば、腰痛の健康講話から、好ましくない作業姿勢を洗い出す必要性について審議されれば、作業管理もしくは作業環境の改善につながるだろうし、熱中症の話から休憩所の設置の必要性の認識が共有されたり、生活習慣病の健康講話から翌年度の衛生活動としてウォーキングキャンペーンなどの健康増進活動が提案されるかもしれない。産業医の発言が産業保健活動の推進の契機となることがありうる。

　健康講話については、『使える！ 健康教育・労働衛生教育65選』（森

晃爾編、日本労務研究会発行）という、スライドをそのまま活用できるようなパワーポイントファイルをCDに収めた書籍があるので、参考にされたい。

(2) 次に産業医の活動を報告する

次に産業医の活動を報告してみよう。職場巡視や健康診断の結果、健診結果に応じた面談等の実績、過重労働面談の結果の実績と総評、などがそれに当たる。産業医しか持っていない情報、例えば、過重労働面談を実施している産業医だからこそ知っている情報などである。この情報を事業場全体での過重労働対策立案時に必要な情報に加工して衛生委員会で発言することは産業医にしかできない貢献である。ただし、個人情報の保護については細心の注意を払う必要がある。

企業によっては、産業医がコメントすることで問題点の取り上げられ方が違う場合もある。これを利用し、改善が必要な場合などには産業医がコメントすることで改善の必要性をさらに強調するとよいだろう。

(3) 産業医の視点で議論に影響を与えうる発言をする

衛生委員会での議論で医学的に間違っている事実などを前提に話し合われたり、本来注目すべき事実が見過ごされたまま議論が進んだりすることがある。そうした場合は、産業医の視点で議論に貢献しよう。例えば、過重労働対策の議題において、働いている人の心身の負担を真に減らすことより、上限の時間を守ることばかりが議論されている時など、心身の負担に直接的に影響が出る睡眠時間の確保が重要であることを再認識してもらう発言をしたり、その他には、転倒による労働災害事例の再発防止対策の検討の場で「不注意であった」等、個人の問題として片づけられている状況において、「被災時の照度は十分であったのか？」など、加齢によって暗順応が低下してくるという医学的知識をもとに産業医から質問をすると、再発防止対策の必要性の議論が深まる。産業医活動から得られた情報

と医学・産業医学の知識や他社の情報を多く持っている産業医は、安全衛生委員会の議論に違った視点を与え、貢献できるだろう。

4 留意すること

(1) 長期的に関わろう

　事業場で安全衛生活動が十分実施されておらず、産業医が問題意識を持ち、その問題点について改善を勧める発言をしても、会社の問題意識は高まらず、実際には何も変わらないこともあるだろう。産業医の一度の発言だけで安全衛生活動が劇的によくなることは多くはない。そんなときは、安全衛生委員会で発言をすることは無駄なのではないかと感じられるかもしれない。しかし、産業医の強みは、事業場と長期的に関わることにある。産業医の発言は、キーパーソンや安全衛生委員に少なからず影響を与える。問題が顕在化したときなど、変化が生じた際に、以前に産業医が発言していたことが会社の問題意識を喚起し、改善活動の推進力になることがある。すぐには変わらなくても、長期的な関わりの中で、タイミングを待ちながら関わっていけるとよいだろう。

　安全衛生委員会の委員は労使が半数ずつで構成されている。事業場によっては、安全衛生委員会も労使が緊張関係もしくは対立しているところもある。いたずらに緊張関係をあおる発言は避け、専門的な立場で必要な対策について意見を述べる役割が求められる。

　さらに、会社を深く知ると、衛生委員会の中での産業医の貢献も拡がっていくだろう。例えば、安全衛生活動を実際に推進する担当者が立ち回りやすくなることを意識して発言したり、他の委員は立場上言いづらいが、産業医という立場なら発言できることもあるかもしれない。

（2）衛生委員会の活性化に貢献する

　衛生委員会の報告がマンネリ化して、審議が低調になっている事業場もある。産業保健活動が上手く回っていれば、衛生委員会が活性化することは必ずしも必要ではないかもしれない。

　しかし、有害業務がない事業場などでは、衛生活動の主要な活動が衛生委員会の開催であり、衛生委員会の活性化が、当該事業場の衛生活動の推進につながる場合もある。このような場合、衛生委員会の事務局と相談して、多くの委員に発言をしてもらう仕掛けをつくるのもよいだろう。各職場の衛生活動の報告をする時間を持ち回りにしてもらったり、衛生に関する職場からの要望事項を発表してもらったりしてもよいかもしれない。

5 ｜ 最後に

　これまで述べてきたように、衛生委員会に参加することだけで、産業医活動が円滑に進むことにつながり、適切に発言することで事業場の安全衛生活動の発展に寄与できる。積極的な姿勢で参加されてみてはいかがだろうか。

　なお、筆者は、衛生委員会において産業医がどのように貢献できるかというテーマで調査研究を行い、職場の課題解決につながりうる衛生委員会における産業医の行動の類型（34項目）をまとめた（図表3）。皆さまの参考になれば幸いである。

［参考文献］

永田昌子、森晃爾、永田智久、金子鉱明＆井上愛「職場での課題解決につながりうる衛生委員会における産業医の行動の類型」（『日本衛生学雑誌』74, 1-11. 2019年）
https://www.jstage.jst.go.jp/article/jjh/74/0/74_18022/_pdf

図表3 職場の課題解決につながりうる衛生委員会における産業医の行動の類型　34項目

基本的行動		項　目
1．参加する		衛生委員会に参加をすることにより、衛生委員会の体をなすことに貢献する
		衛生委員会に参加をすることにより、産業医の意識の高さが会社側に伝わる
2．情報収集する		当該事業場の事業内容、組織文化、経営者の方針、経営上の課題などの理解を深める情報を入手する
		当該事業場の健康障害リスクや衛生活動の評価につながる情報を入手する
		産業医に対する会社の要望を理解する
		当該事業場で労働衛生活動を進めていくうえで意思決定者やキーパーソンとなる人を見つける
		事業場全体の労働衛生活動の中で産業医が関わる活動の位置づけを理解する
3．キーパーソンや衛生委員とコミュニケーションをとる場とする		当該事業場で衛生活動を進めていくうえで意思決定者と顔を会わせる機会となり、キーパーソンとコミュニケーションをとる
		オブザーバーとしての協力会社とのコミュニケーションをとる
4．事前準備や打ち合わせをする		衛生委員会の運営の仕方についてアドバイスする
		衛生委員会の中で産業医が発言する機会をつくる
		衛生委員会での発言を効果的に行うために関係づくりや事前に根回しをする
5．発言をする	発言の内容（医学情報や労働衛生・法令などの情報）	時節に合わせた話題提供や衛生講話をする
		地域の臨床医だからこそ知り得る情報を提供する
		他社の情報を紹介する
		衛生委員会に関する法令や役割などを説明する
	発言の内容（産業医活動を通じて知っている情報）	職場巡視の報告を産業医がすることにより、改善を促す
		健診結果や面談結果を報告し、事業場の客観的な健康状況や産業医が感じている労働者の状況や健康上のリスクを説明する

基本的行動		項　　目
5. 発言をする	発言のねらい (課題とその対策について正確な理解を求める)	健康や衛生に関して医者の立場を活かした発言をする
		労働衛生上のリスクとして認識されていない課題に目を向けさせる発言をする
		議論の軌道修正のために、活動の目的に立ち返らせたり、活動の優先順位を再認識できるような発言をする
		知っていることを知らないふりをして質問をするなどして課題があることの意識づけにつながる発言をする
		講話や発言の際は、健康と企業活動との関連の理解につながる発言をする
		長期に関われる立場を生かし、同じことを言い続ける、もしくは衛生活動を推進する好機をとらえ発言をする
	発言のねらい (衛生活動の基盤づくり)	講話や発言の際は、全員に関心を持ってもらい、衛生活動に当事者意識を持ってもらえるように意識して発言をする
		質問をしたり、各職場の取組み事例を紹介するよう求めたりするなどして、委員の発言を促して委員会の活性化につながる発言をする
		現在の活動を褒めることにより、改善を進める土壌づくりにつながる発言をする
		衛生委員会の議事内容が職場に伝わることを求める発言をする
		健康管理活動に対する理解や協力を求める発言をする
	発言のねらい (衛生活動のさらなる推進)	PDCAサイクルを意識し、進捗管理や、評価、計画の見直し立案などに関して質問や活動を促す発言をする
		衛生活動の具体的施策を企画提案する
		社内の状況を理解した上で、外部もしくは専門家の立場で、他委員が言いづらいことを発言したり、バランスをとる発言をする
		衛生管理者など、労働衛生活動を動かしていくキーパーソンが、社内で立ち回りやすくなることにつながる発言をする
		事業場の労働衛生活動全体と産業医の活動を結び付けて発言したり、産業医の活用方法を委員に理解をしてもらうことを意識して発言をする
※備考　発言をする際に注意すること「担当者や特定の人の顔をつぶすような発言を不用意にしない」		

図表4　衛生委員会における産業医の目的達成プロセス

委員会の開催	4 打ち合わせ

1 参加する

産業医が認知される

2 情報収集する

理解する

- 事業内容、組織文化、
  経営者の方針、経営上の課題
- 健康障害リスク
- 産業医に対する会社の要望
- 安全衛生活動の中で産業医
  の活動の位置づけ

3 コミュニケーション

- 見つける
- 関係を築く
- キーパーソンを育てる

5 発言する

報告する

- 職場巡視
- 健康診断結果
- 過重労働面談結果

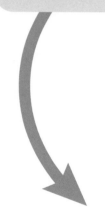

産業医活動 のしやすさ	優先順位の 理解	課題の 明確化	活動の 協力を得る	安全衛生 意識の向上

産業保健活動

運営の仕方についてアドバイス　産業医が発言する機会　事前に根回し

講話（教育）する

情報提供する

- 時節に合わせた話題
- 地域の医学情報
- 法令やガイドライン
- 労働衛生教育
- 他社の情報

発言のねらい

- 課題に目を向けさせる
- 他委員が言いづらいことを言う
- 衛生委員に関心をもってもらえ
  るような発言
- PDCAサイクルを意識し、進捗
  管理や評価、計画の見直しに
  ついて発言
- 課題があることの気づきにつな
  がる発言
- 議論の軌道修正のために、活動
  の目的に立ち返ったり、活動の
  優先順位が決まるような発言
- 社内の立場を理解し、立ち回り
  やすくなる発言
- 議事内容が職場に伝わることを
  求める発言
- 安全衛生活動の具体的な提案

長期的な関わり・同じことを言い続ける

| 衛生と企業活動
の関連性の理解 | 衛生委員会の
活性化 | 衛生委員会に参加して
いない人への展開 |

の推進

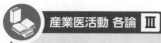

健康診断

産業医科大学　産業生態科学研究所　産業保健経営学
簑原　里奈

1 ┃ はじめに

　産業医活動における最も重要な業務の1つとして、健康診断が挙げられる。健康診断は、常勤または嘱託、業種や事業場の規模に関わらず、産業医であれば必ず携わる業務である。健康診断の結果に基づき、事業者が適切な措置を講じるために医師として意見をすることは、事業者の安全配慮義務（労働契約法第5条）の履行に大きく寄与する。

　企業によっては、産業医が健康診断時の診察業務を担当することがある。限られた時間ながら労働者ひとりひとりと直接コミュニケーションを図れる機会としては有意義であるが、健康診断時の診察は、本来の主要な産業医の業務ではない。産業医が本来実施すべき業務は、健康診断結果に基づいて、事業者が対応すべき事項を明らかにした総合判定をすること、また、その判定結果に基づき事業者が実施する事後措置の支援をすることである。

2 ┃ 健康診断の種類と目的

　いわゆる"健康診断"と呼ばれるものを図表1に示した。労働者に対して事業者が実施すべき健康診断は、労働安全衛生法第66条に規定されており、一般健康診断と特殊健康診断の二つに分けられる。両者とも、健康診断の名の通り、「何かしらの健康障害もしくはその兆候がないかを診断するもの（早期発見・早期治療を目的とした

図表1　健康診断の種類

【一般健康診断】

①雇入時健康診断（安衛則第43条）
②定期健康診断（安衛則第44条）
③特定業務従事者健康診断
　（安衛則第45条）
　特定業務：安衛則第13条第1項第
　3号
④海外派遣労働者の健康診断
　（安衛則第45条の2）
⑤給食従業員の検便（安衛則第47条）

- - - - - - - - - - - - - - - - - - - -

―その他法令で定められている特別な
　健康診断―
●健康管理手帳による健康診断
　・安衛法によるもの：
　　　安衛法第67条、安衛則第53条
　・労働者災害補償保険法によるア
　　フターケア：労働者災害補償保険
　　法第29条
●都道府県労働局長の指示による健康
　診断
　臨時の健康診断：
　　安衛法第66条第4項
●深夜業従事者の自発的健康診断：
　安衛法第66条の2
●労災保険給付による二次健康診断：
　労働者災害補償保険法第26条

- - - - - - - - - - - - - - - - - - - -

その他、特定健康診査、がん検診、
人間ドックなど…

【特殊健康診断】

―法令によるもの―
　　　… 配置前および定期で実施

❶じん肺健康診断（じん肺法）
❷有機溶剤健康診断
　（有機溶剤中毒予防規則）
❸特定化学物質健康診断
　（特定化学物質障害予防規則）
❹石綿健康診断（石綿障害予防規則）
❺鉛健康診断（鉛中毒予防規則）
❻四アルキル鉛健康診断
　（四アルキル鉛中毒予防規則）
❼高気圧作業健康診断
　（高気圧作業安全衛生規則）
❽電離放射線健康診断
　（電離放射線障害防止規則）
❾歯科健康診断
　（安衛則第48条：酸、フッ化水素等）

―指導勧奨によるもの―
●紫外線・赤外線にさらされる業務
●著しい騒音を発生する屋内作業場
　などでの騒音作業
●都市ガス配管工事業務（一酸化炭素）
●チェーンソー使用による身体に著
　しい振動を与える業務
●重量物取扱い、介護作業等腰部に
　負担のかかる作業
●情報機器（VDT）作業
●レーザー機器を取り扱う業務
　　　…など、約30項目

第二次予防）」であり、健康診断結果に応じて必要な就業上の措置を講ずることにより労働者の健康障害を予防するという大きな概念は共通している。一方で、対象者、健康診断項目、実施時期など、様々な点において違いがある。

　一般健康診断は、主要なものとして、雇用時の配置の際に行うもの（図表1の①）と、年に1回定期で行うもの（図表1の②）がある。また、心身への負担が大きいと考えられる所定の業務に従事している者に対しては、同じ内容の健康診断を年2回実施する規定となっている（図表1の③）。これら一般健康診断の目的は、一言で表現するならば「適正配置を行うこと」である。一般健康診断は、過労死防止や高齢化対策の一環として、また、特定業務等への適正配置のために、メタボリックシンドロームや生活習慣病を含めた全般的な健康状態の把握と、作業環境や作業条件等による健康影響・健康障害の早期把握を目的としている。また、健康障害が明確な場合には、「要休業」として療養が必要であると判断する。「病者の就業禁止（安衛則第61条）」の観点から、これも目的のひとつに挙げられる。

　一方で、特殊健康診断は、特定の有害な業務に従事している労働者に限定して実施されるものであり、「有害要因の曝露と生体影響との関連性を評価し、職業性疾患を予防すること」を目的としている。特殊健康診断が対象とする疾患は、当該物質や当該作業の有害性によって生じる明確な職業性疾患であり、それに応じた問診内容，検査項目，診察項目が設定されている。特殊健康診断の項目や内容の詳細は、法令及び参考書籍を確認していただきたい。図表1に示したように、特殊健康診断には、法定のもの（義務）と、行政通達による指導勧奨のもの（努力義務）がある。産業医としての勤務先がオフィスではなく、製造業の事業場であれば、通常、有機溶剤の使用や騒音職場はかなりの頻度で存在するので、産業医として選任されたら、まずは事業場内にどのような有害業務があるのかを衛生管理者等から聴取し、必要な特殊健康診断及び作業環境測定等が実施されているかを確認することが望ましい。

多くの法令は、過去の災害事例を契機とした既知の有害性に基づいて定められているものであり、法令順守は、有害要因への対策として十分条件ではなく、必要条件と言える。そのため、法令で管理されていない有害要因が存在する場合、その有害要因に対する自主的な健康診断の実施を検討することが望ましい。

3 一般健康診断の判定と事後措置

多くの場合、健康診断の約１ヶ月後に事業場に届けられる健康診断結果には、健康診断を委託した医療機関・健診機関の医師によって、医療的な介入の要否である「診断区分」もしくは「医療区分」の判定がなされている。そこで、産業医が最初に行うことは、「就業区分」と「保健指導区分」の判定である。就業区分とは、事業者として行う就業上の措置（就業制限及び業務上の配慮）の要否や内容を判断するための区分であり、保健指導区分とは、労働者に対して保健指導を行う必要があるかを判断するための区分である（図表２）。

図表２　診断区分と、就業区分、保健指導区分の概念図

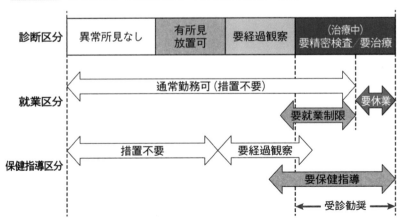

39

（1）就業区分の判定と、就業上の措置に関する意見

　就業区分の判定は、多くの企業において図表３のような分類で実施されている。健康診断結果（診断区分）に基づいてまずは就業区分を判定し、要就業制限と判断した際には、当該労働者の健康を保持するために必要な措置の内容について、就業区分と併せて事業者に意見する必要がある。

図表３　就業区分と就業上の措置の内容

就業区分		就業上の措置の内容
区　分	内　容	
通常勤務	通常の勤務でよいもの	
就業制限	勤務に制限を加える必要のあるもの	勤務による負荷を軽減するため、労働時間の短縮、出張の制限、時間外労働の制限、労働負荷の制限、作業の転換、就業場所の変更、深夜業の回数の減少、昼間勤務への転換等の措置を講じる
要休業	勤務を休む必要のあるもの	療養のため、休暇、休職等により、一定期間勤務させない措置を講じる

出典：「健康診断結果に基づき事業者が講ずべき措置に関する指針」

　通常勤務可能、要就業制限、要休業のそれぞれの就業区分の判定は医師の裁量に委ねられており、根拠となる基準値は定められていないが、血圧や血糖値などの代表的な８項目に関して、産業医のコンセンサスが得られた「当該労働者の健康管理を目的として就業制限を検討する検査値」が報告されているので、判定の参考にするとよい（図表４）。また、就業上の措置の要否を考える際には、図表５の類型が参考になる。５つの類型のうち、一般健康診断では、主に類型１～３の判断を必要とする事例が多い。就業上の措置の内容は、健康診断結果と併せて業務の状況を確認し、安全及び健康への

図表4　就業制限を検討する項目とその数値

項　目	コンセンサス値
収縮期血圧	180mmHg
拡張期血圧	110mmHg
空腹時血糖	200mg/dL
随時血糖	300mg/dL
HbA1c	10%
Hb	8g/dl
ALT	200mg/dL
クレアチニン	2.0mg/dL

（参考文献7の結果より作成）

配慮の観点から総合的に判断をして、産業医の意見として事業者に伝える。

　図表3や図表5を見ると分かるように、就業上の措置を考える際には、「血糖値の管理が不良である」といった健康診断結果から分かる情報の他に、「過度な筋作業」、「交替制勤務（深夜業）」、「暑熱作業」、「過重労働」といった心身の負荷が大きい業務の有無や、「運転業務」、「高所作業」、「一人作業」といった意識消失を起こした際に重篤な事態に至る可能性が高い危険作業の有無などを把握する必要がある。また、労働時間の短縮等が会社の制度上で可能であるか、作業や就業場所の変更は検討できるのか、本人の業務を制限することによる周囲の作業者への負担は許容できるのか等を並行して考慮すべきである。そのため、一般的に健康診断結果だけで最終的な判定をすることは困難であり、多くの場合、「判定保留」として、まずは本人との産業医面談を行い、その上で最終的な判定をして、事業者に対して意見を述べる。就業上の措置を要する場合、当該職場の理解と協力は欠かせないため、必要に応じて、本人だけではなく、職場上司や人事部門を交えた面談を設け、関係者の賛同が得られる

41

図表5　産業医が実施する就業措置の類型

産業医が実施する就業措置の類型		具体例
類型1	就業が疾病経過に影響を与える場合の配慮	・心不全や貧血のある労働者に対して過度な筋作業を禁止する ・重度の高血圧未治療者に対して深夜勤務を禁止する
類型2	事故・公衆災害リスクの予防	・糖尿病のコントロールが不良な労働者に対して暑熱作業を禁止する ・一部の不整脈や脳疾患など、意識消失発作をきたす疾患のある労働者に対して運転業務や高所作業を禁止する
類型3	健康管理 （保健指導・受診勧奨）	糖尿病の治療を中断している労働者に対して残業制限をかけ、規則正しい生活習慣への改善と、受診行動を促す
類型4	企業・職場への注意喚起、コミュニケーション	過重労働が頻発する職場で、高血圧の管理が不十分な労働者に一律、45時間以上の残業を禁止する
類型5	適性判断	・弱視のある労働者に対してVDT作業を制限する ・発達障害により計算能力が低い労働者に対して、高度な計算が求められる部署への配属を制限する

（藤野ら（産業衛生学雑誌2012 54（6）267-275）より一部改編）

実現可能な措置を検討することが望ましい。

　また、何らかの就業上の措置を要すると判断した場合、その旨と措置の内容を事業者に意見する際には、文書化することが望ましい。事業者は、健康診断結果に基づき、労働者の健康を保持するために必要な措置について医師の意見を聴取（安衛法第66条の4）した上で、適切な措置を講じる必要があり（安衛法第66条の5）、講じようとする措置の内容や、措置を講じない場合はその理由について、産業

医に情報提供する義務がある（安衛則第14条の２第１項）。そのため、産業医の意見を具体的に示し、措置の内容について事業者から報告を受け、一定期間後に再度産業医面談を実施して措置の内容を見直すなど、適切な事後措置が実施されるよう流れを明確にすべきである。そのためには、事業者・産業医の双方で内容を確認でき、実証性を担保できる文書を残すことが重要であり、文書様式を設けて流れを明確化しておくことが必要である。

　産業医は、医学的な診断だけではなく、職場や業務の実情を考慮した総合的な判断をすることで、事後措置の支援において、事業者及び労働者へ大きく貢献できる。必要な就業上の措置を講じずに労働者が健康を損なうことや、健康診断の検査数値のみに依存してバランスを欠いた就業上の措置によって事業者・労働者の不利益を招くことがないように、様々な要素を考慮した総合的な判断を心がけたい。

（2）保健指導区分の判定と事後措置

　一般健康診断において、事業者には、安全配慮義務の一環として必要が認められた労働者に対して医師または保健師による保健指導を受けさせる努力義務が課せられている（安衛法第66条の７）。保健指導という言葉の中には、要治療者に対する適切な受診の勧奨や、要観察者に対する疾病教育、運動指導、栄養指導など、様々なものが含まれる。当該労働者に対してどのような保健指導が必要であるかを、産業医が判定するものが保健指導区分である。保健指導の実施は事業者の努力義務であり、どの程度実施されるかは、産業医の勤務日数・時間や保健師の有無など、事業場の産業保健スタッフのマンパワーによって変わってくる。また、企業外労働衛生機関に委託することもできる。そのため、判定区分を文言で細分化する必要はないが、「どのような指導が必要であるか」の他に、時間的な優先度と、どの専門職が対応すべきかを判断することが求められる。例えば、早急な受診確認を要する重篤な所見がある者、保健指導の

43

みならず就業上の措置の要否が検討される者、保健師が何度指導しても改善が見られない者などは、産業医が優先的に対応する必要性が考慮されるため、その旨を衛生管理者（もしくは保健師）に伝えて、近日中の産業医面談を設定することが望ましい。

　健康診断結果は本人宛てにも発行されており、精密検査や治療を勧める案内文が記載されているが、自覚症状のない労働者が見て見ぬふりをするケースや、「診断されるのが怖い」、「治療が必要なのは分かるが、薬を一生飲み続けるのは嫌だ」といった理由で敢えて受診を先送りにするケース等を多く経験する。そのため、特に、高血圧症や耐糖能異常症等の生活習慣病を数年来指摘されているが受診していない者、「治療中」と申告がなされているにも関わらず数年来コントロールが不良な者、年々体重が増加傾向にある者などは、本人が自ら改善することは期待できないので、医療職による介入の必要があると判断して、優先的に保健指導の機会を設けるべきである。

4 ｜ 特殊健康診断の判定と事後措置

（1）特殊健康診断の判定

　特殊健康診断の判定においては、図表６のABCRT判定が一般的に用いられている（じん肺健康診断に関しては、じん肺法により独自の管理区分が定められている）。「症状区分」を見て分かるように、管理区分の判定をする際には、健康診断から得られる情報と曝露に関する情報を判断材料として、それらを総合的に評価して判断する。

　特殊健康診断においては、有害因子ごとの有害性に応じた問診、検査、診察の項目が定められているが、自覚症状の中には不定愁訴と言える項目が多く含まれている。また、他覚所見の多くは、当該有害要因だけによる所見ではなく、その他の要因でも生じる非特異的所見なので、判定には曝露に関する情報が欠かせない。そのため、特殊健康診断の判定においては、所見の有無のほかに、「曝露があっ

図表6　特殊健康診断の管理区分

管理区分	症状区分	事後措置
管理A	異常なし	措置不要
管理B	管理Cには該当しないが、当該因子による若しくはその疑いのある異常を認められる場合	医師が必要と認める健診または検査を医師が指定した期間毎に行い、必要に応じて就業制限
管理C	当該因子による疾病に罹患している場合	当該業務への就業禁止および療養を必要とする
管理R	当該因子による疾病または異常を認めないが、当該業務の就業により増悪する可能性のある疾病に罹患している場合	当該業務への就業制限、療養、その他の措置
管理T	当該因子以外の原因による疾病に罹患している場合	当該疾病に対する療養、その他の措置

「昭和46年度労働省労働衛生試験研究」より

た」、「業務に起因する所見である」という因果関係、すなわち「業務起因性」の有無を判断することが極めて重要となるが、業務起因性の判断は容易ではない。鉛のように血中の当該有害物質または固有の代謝物を測定（生物学的モニタリング）できれば曝露の有無は一目瞭然であるが、有害因子の多くはモニタリングの実施ができない。また、例えば、手荒れや呼吸困難感といった自覚症状、貧血、肝機能障害などの非特異的な検査項目においては、それぞれ、主婦湿疹、持病の喘息、月経過多、アルコール多飲等の別の病態による所見との鑑別が困難であり、有害因子と所見の因果関係は当該検査項目だけでは判断できない。

　多くの場合、単独の検査項目から業務との因果関係を評価するこ

とは困難であるため、実際の判定においては、様々な情報を踏まえた総合的な判断が求められる。確認すべき情報としては、有所見（及び健康障害）となっている原因を推察するための現病歴、既往歴、生活習慣（業務外での曝露有無の確認）のほか、曝露の状況を評価するための「作業条件の簡易な調査（業務内容や作業方法に関する詳細な問診）」、同一の作業や職場内での他の有所見労働者の有無、作業環境測定の結果、職場巡視時に得た情報などが挙げられる。業務外での曝露の例は、ライブハウスやパチンコ店に通う習慣による騒音曝露や、有機溶剤を含有する市販の塗料を使用した日曜大工での曝露などである。

　しかし、健康診断で得られる情報は限られるので、多くの場合、有所見・健康障害における業務起因性の判断は、疑いで終わる。健康診断結果のみで最終的な判定ができない場合は、必要に応じて、精密検査や詳細な曝露状況の調査を実施するほか、衛生管理者と当該職場を巡視して、作業環境や作業状況を確認することが望ましい。巡視の前に、作業環境測定結果を確認しておくことが重要であり、必要に応じて、臨時の作業環境測定や個人曝露測定などを検討する。

　生物学的モニタリングが可能な健康診断においては、以下のような注意事項がある。トルエンの曝露指標である尿中馬尿酸が、酸味の強い果実や食品添加物（保存料）である安息香酸ナトリウムの経口摂取によっても検出される、非特異的な検査項目であることは広く知られている。また、生体内の半減期が短い物質の場合は、当該有害物質の取り扱いがなかった日に健康診断を受けた際には検出されず、作業時の曝露の有無は評価できない。検体の採取は、"曝露があるとすれば、検出され得るタイミング"に実施しなければ意味がない（平成元年8月22日基発第463号）。以上のような留意点を踏まえ、生物学的モニタリングの結果を評価する際は、半減期によっては検体の採取時期を確認し、代謝経路に影響を与える要因や感度・特異度など、当該検査の特色を踏まえて判断する必要がある。

(2) 特殊健康診断の事後措置

　特殊健康診断の判定と事後措置においては「所見の有無」、「曝露の有無（業務起因性の評価）」、「医療（精密検査や治療）の要否」、という3つの観点が関わってくる（図表7）。図表7に例示した通り、特殊健康診断の事後措置においては、受診勧奨や衛生指導といった個別の労働者への対応だけではなく、作業環境や作業方法の改善に繋げるための職場へのフィードバックが重要である。

　労働者個人に対しては、所見の異常が著しければ業務上・業務外に関わらず保健指導や受診勧奨を実施するのは言うまでもない。また、曝露があると判断されれば、症状の程度によっては配置転換や業務転換等の措置を検討する。

　労働者に有害因子曝露が発生している場合、作業手順の順守や保護具の適切な使用・管理ができていない等の「個の問題」であることもあるが、作業環境の汚染や作業手順自体の問題という「職場の問題」であることも多くある。また、個人の作業方法に問題がある場合でも、適切な労働衛生教育がなされていないのであれば、個の問題ではなく職場の問題である。そのため、特殊健康診断の事後措置においては、作業環境管理や作業管理の観点から、曝露の原因分析をして改善を図る必要がある。具体的には、リスクアセスメントの内容、作業環境測定結果（測定デザインも併せて確認をする）が適正範囲か、作業方法が適切か、その作業方法が徹底されているかなど、状況の確認、見直し、改善検討等を行うように、衛生管理者や職場責任者に対して要請をする。なお、職場自体に問題がなく、個の問題であるならば、労働者個人への衛生指導を実施すれば良い。

図表7　特殊健康診断における事後措置の考え方

所見	曝露	医療 (精査・加療)	事後措置
あり	あり	要	・職業性疾患（業務上疾病）として、精密検査や治療を勧奨 ・症状の程度や状況によっては、配置転換や業務転換など 　症状が重篤な場合には、就業禁止による療養 ・作業環境や作業方法の改善による、曝露低減措置 　（他の労働者も対象とした、職場全体の改善） ・作業方法や保護具使用法などに関する本人への衛生指導
		不要	・症状の程度や状況によっては、配置転換や業務転換 ・作業環境や作業方法の改善による、曝露低減措置 　（他の労働者も対象とした、職場全体の改善） ・作業方法や保護具使用法などに関する本人への衛生指導
	なし	要	・業務外の疾病として、保健指導・受診勧奨 ・業務によって病態が悪化する場合には、当該作業の中止または業務転換を検討
		不要	不要（所見は経過観察）
なし	(疑いあり) ※	不要	・作業環境や作業方法の改善による、曝露低減措置 　（他の労働者も対象とした、職場全体の改善） ・作業方法や保護具使用法などに関する本人への衛生指導
	なし		不要

※短期間、低頻度の曝露であれば、所見を呈さない場合もある
　有所見者がいなくとも、作業状況などから曝露が疑われる場合は、職場への改善指導は実施すべきである

5 ┃ 最後に

　健康診断は、受診させること自体の意義は限定的であり、結果の評価と適切な事後措置まで実施されることで、目的が達成される。産業医は、限られた執務時間の中で円滑に事後措置を実施できるように、健診のデザインや事後措置の進め方について、衛生管理者や保健師と日頃から連携を図っておくことが重要である。また、産業医として何らかの判断をする場合、その事象に関して十分な情報が揃っているか確認することを心がけたい。産業医には、積極的に職場を訪問して、職場管理者及び作業者から必要な聴取を行い、衛生管理者などの担当者と問題を共有して、改善策を共に検討する姿勢が求められる。

[参考文献・書籍]

1．大久保利晃・土屋健三郎監修『健康診断ストラテジー：第2版』産業医学推進研究会編、2005年

2．和田攻監修『産業保健ハンドブックⅦ　働く人の健康診断と事後措置の実際 ── 一般健康診断のすすめ方と事後措置のすべて』公益財団法人産業医学振興財団、2009年

3．森晃爾 総編集『産業保健マニュアル：第7版』南山堂、2017年

4．森晃爾編『産業保健ハンドブック④　自主的産業保健活動の標準プロセス』労働調査会、2008年

5．森晃爾編『産業保健ハンドブック⑥　働く人の健康状態の評価と就業措置・支援』労働調査会、2013年

6．藤野善久ら『産業医が実施する就業措置の文脈に関する質的調査』産業衛生学雑誌 2012　54（6）267-275

7．Journal of Occupational Health vol.58　No.1　72-80　2016
厚生労働科学研究費補助金（労働安全衛生総合研究事業）分担研究報告書『健康診断の有所見者に対して、健康管理を行う事を目的とした、産業医による就業上の意見に関する実態調査、およびコンセンサス調査』
http://ohtc.med.uoeh-u.ac.jp/syugyohantei/pdf/guidance_5.pdf

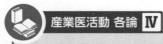

長時間労働者と高ストレス者の面接指導

産業医科大学　産業生態科学研究所　産業保健経営学
准教授　永田　智久

産業医活動のなかで、メンタルヘルス対策に関連する業務が半分以上を占める産業医も少なくない。これは、企業および従業員のニーズのあらわれでもあると考えられる。一方で、限られた嘱託産業医の活動時間のなかで、どの活動にどれだけの活動時間を割き、また、各活動をどう効率的かつ効果的に行うかについては、工夫が必要である。ここでは、事業場が実施することが法的に義務付けられている、長時間労働者およびストレスチェック後の高ストレス者の面接指導に絞り、どのような観点に留意して取組みを進めるべきかについて説明する。

1 ｜ 背景を理解する

(1) 長時間労働者の面接指導

日本でつくられた「過労死」という言葉は、"Karoshi"として世界でも用いられている。過労死とは、「業務における過重な負荷による脳血管疾患若しくは心臓疾患を原因とする死亡若しくは業務における強い心理的負荷による精神障害を原因とする自殺による死亡又はこれらの脳血管疾患若しくは心臓疾患若しくは精神障害をいう。」（注1）と定義されている。つまり、問題となっている疾患は脳・心臓疾患と精神障害の2つである。

過労死が社会問題化し、その対策として長時間労働者に対する面接指導が法的に義務化された。過重な負荷は労働時間に限定されな

いが、面接対象者を法令で明確に規定することは容易ではないため、客観的な対象者の選定基準には労働時間のみが法令で用いられている。注意しなければいけないのは、管理職の労働時間がしっかりと把握されているか、という観点である。一般社員の労働時間は「残業代」に直結しており、残業時間を会社が本人に申告させ、また、本人がしっかりと申告していることが多い（いわゆるサービス残業が多発している場合は、もちろん改善が必要である）。一方で、管理職の残業時間は「残業代」に直結しておらず、本人がしっかりと申告していない場合が多く発生する。会社によっては、パソコンのログイン、ログアウトの時刻を把握して業務負荷を推定しようという試みも行われている。業務負荷は労働時間のみで規定されるものではないので、産業医活動を行う企業において「業務における過重な負荷」をどのような方法を用いれば妥当性・信頼性が高く把握できるかについて検討してみることをお勧めする。

つぎに、面接指導の対象となる者の選定方法である。「時間外・休日労働時間が1月当たり80時間を超え、かつ疲労の蓄積が認められる者」であり、かつ、面接指導を申し出た者が面接指導を法的に実施すべき者である。しかし、この基準に満たない者を面接指導の対象としてはいけないということはなく、また、多くの企業で独自の基準を設けて面接指導を実施している。産業医として活動する企業の面接指導対象者選定基準を確認する必要がある。

面接指導を行っていると、

「ただでさえ仕事で忙しく時間がないのに、なんで自分が面接に呼ばれたのか」

と反発の態度をあらわにする労働者に出会うことがある。本人からの面接の申出があった場合か否かを含め、面接の経緯を理解することは、面接自体にも必要不可欠な情報である。

(2) ストレスチェック後の高ストレス者の面接指導

ストレスチェック制度が法令で企業に義務づけられるに至った背

51

景には、日本における自殺者数の高止まり傾向がある。自殺者数は、1998年以降、14年連続して３万人を超える状態が続き、その対策が国の重点課題であった。自殺の主要原因であるうつ病の早期発見・早期治療の対策の一環として、職域での質問紙によるスクリーニングが検討された。しかし、有病率が高くない疾患を質問紙のみで早期発見することは効率が悪いことは明らかである。

　感度90％、特異度90％という大変すぐれた質問紙を使用した場合（うつ病の有病率を２％と仮定）、質問紙で陽性であった116名のなかで、実際にうつ病である人は18名（15.5%）である（図表１）。

図表１　質問紙と実際のうつ病罹患との関係

（単位：人）		うつ病		合計
		あり	なし	
質問紙	陽性	18	98	116
	陰性	2	882	884
合計		20	980	1000

（参考）大うつ病性障害の12ヵ月有病率は2.2%（厚生労働省）

　そのため、ストレスチェック制度の法令上の位置づけは、主目的がセルフケアと職場環境改善であり、それに加えてスクリーニングの目的である高ストレス者に対する面接指導が行われることを理解する必要がある。

　ストレスチェックは、労働者にストレスチェックを受検する義務は課されていない。これは健康診断との大きな違いである。これは、本制度の検討段階で、質問紙で高ストレスであるとの内容の回答をした労働者が会社を辞めさせられる、あるいは不利益な取扱いを受ける可能性があるのではないか、との懸念が出されたことに起因する。極端なケースかも知れないが、質問紙調査である性質上、「回答者が正直に本音で回答する」ことが前提となる。そのため、労働

者が安心して本音で回答できるよう、ストレスチェックが信頼される対策となるよう、常に留意することが肝心である。

　なお、高ストレス者に対する面接指導は、高ストレス者のうち、本人が面接指導を希望した場合が対象となり、本人希望の面接となる。

2 | エビデンスを理解する

（1）長時間労働者の面接指導

　長時間労働と脳・心臓疾患との関連について、国際的な観察研究をまとめた大規模データ（注2）では、労働時間が週36−40時間の労働者に比べて、週55時間以上の労働者は、心筋梗塞の発症が1.08倍（ただし、統計的に有意ではない）、脳卒中は1.33倍（有意差あり）であった（図表2）。週40時間労働と考えると、週55時間以上の労働は、月平均で約60時間の残業を行っていることになる。この結果から、長時間労働が脳・心臓疾患の発症リスクと関連があることがわかる。

図表2　週労働時間と心筋梗塞・脳卒中との関連

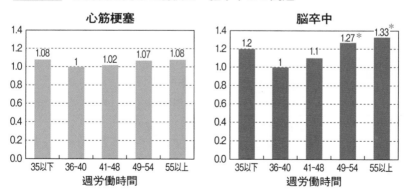

（週労働時間が36-40時間を基準とし、各時間の相対危険度を表す。＊は統計的に有意な差があることを示している）

一方で、長時間労働よりもリスクが高いその他のリスクファクター（喫煙、糖尿病の有無など）も多く存在する。そのため、リスクファクターを総合的に判断するために、健康診断の結果を有効に活用す

図表3　労働時間以外の労働に関する負荷要因

就労態様		負荷の程度を評価する視点
不規則な勤務		予定された業務スケジュールの変更の頻度・程度、事前の通知状況、予測の度合、業務内容の変更の程度等
拘束時間の長い勤務		拘束時間数、実労働時間数、労働密度（実作業時間と手待時間との割合等）、業務内容、休憩・仮眠時間数、休憩・仮眠施設の状況（広さ、空調、騒音等）等
出張の多い業務		出張中の業務内容、出張（特に時差のある海外出張）頻度、交通手段、移動時間及び移動時間中の状況、宿泊の有無、宿泊施設の状況、出張中における睡眠を含む休憩・休息の状況、出張による疲労の回復状況等
交替制勤務・深夜勤務		勤務シフトの変更の度合、勤務と次の勤務までの時間、交替制勤務における深夜時間帯の頻度等
人間関係のストレスが多い業務		労働者のストレスの内容の中で最も多い回答項目であるが、自分が感じている具体的内容を聞く。
作業環境	温度環境	寒冷の程度、防寒衣類の着用の状況、一連続作業時間中の採暖の状況、暑熱と寒冷との交互のばく露の状況、激しい温度差がある場所への出入りの頻度等
	騒音	おおむね80dBを超える騒音の程度、そのばく露時間・期間、防音保護具の着用の状況等
	時差	5時間を超える時差の程度、時差を伴う移動の頻度等
精神的緊張を伴う業務		【日常的に精神的緊張を伴う業務】 　業務量、就労期間、経験、適応能力、会社の支援等 【発症に近接した時期における精神的緊張を伴う業務に関連する出来事】 　出来事（事故、事件等）の大きさ、損害の程度等

出典：「長時間労働者、高ストレス者の面接指導に関する報告書・意見書作成マニュアル」

ること、労働時間以外の労働に関する負荷要因（図表3）にも着目することが重要である。

精神障害については、長時間労働は、労働負荷の増大と睡眠・休養時間の不足から、疲労の蓄積を通して疾患の発症へと繋がると考えられている。そのため、特に睡眠（平日および休日）がしっかりと確保されているかどうかがポイントとなる。

(2) ストレスチェック後の高ストレス者の面接指導

ストレスチェックの質問紙の設計は、NIOSH（注3）の職業性ストレスモデル（図表4）がベースとなっている。

図表4　NIOSHの職業性ストレスモデル

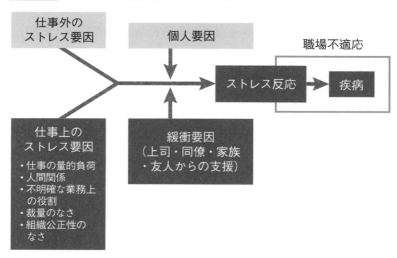

ストレス要因（仕事上、仕事外）によりストレス反応が起こる。この変化には周囲からの支援（緩衝要因）や個人要因（本人の性格等）により強化・緩和される。ストレス反応から進行し疾病の状態となった場合は、内服・カウンセリング等の治療が必要である。

このモデルから、面接時に確認すべきポイントを列挙する。

□ 治療が必要な状態か否かを判断する（治療が必要であれば受診を促す）

□ ストレス要因（仕事上、仕事外）について評価する

□ 本人が自らストレス対処行動をとることができるか否か、相談できる人がいるかどうかを評価する

3 面接指導の実際

ここまでは、長時間労働者の面接指導とストレスチェックの面接指導とを分けて記述したが、それぞれ共通する部分が多いことにお気づきかと思う。産業保健の主目的は、人と仕事との適合をはかることである（注4）。職場環境により、労働者の健康状態が悪化している状況があれば、適合をはかるために職場環境を改善する、健康が悪化しない予防対策を講ずる、必要に応じて治療を行う等の対策が必要である。このように、人と仕事との適合を評価するタイミングとして、長時間労働者の面接指導やストレスチェックの面接指

図表5　職務適性の評価を行う場面

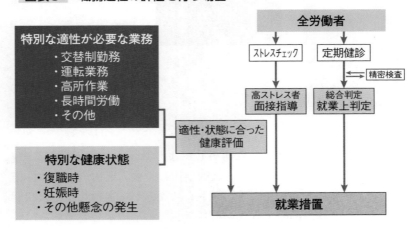

56

導が行われる。それ以外にも、健康診断後の事後措置、長期休業者が復職するタイミング等、評価するタイミングは様々である。そのため、労働者ごとにカルテを作成し、健康診断結果や過去の面接記録等を集約しておくと、それぞれの目的で行われる面接指導の結果や健康評価が連動し、より質の高い面接が行えるようになる。なお、個人カルテの整備等、情報の管理は事業所の衛生管理者等の担当者に趣旨を説明し依頼するのがよい。労働者の健康情報の取扱いに関しては、事業所で規程を作成することが求められている（注5）。この点も同時に確認し、未整備であれば一緒に検討・作成することが必要となる。

　もう1つ、重要な点は、面接指導の結果を報告書・意見書にまとめ、会社にフィードバックすることである。本人に対して受診勧奨や保健指導を行うことも重要だが、長時間労働等の労働環境・職場環境を改善するためには、上司や人事部門に対して状況を説明し、具体的な解決策を検討することが必要である。面接指導の結果を報告書・意見書にまとめる方法についてはマニュアルがでており、ぜひ確認していただきたい（注6）。

　産業医として留意すべき点は、

○上司・人事部門に行う意見の内容については、事前に本人に対して目的・内容を説明し、同意または理解を得てから行う

○上司・人事部門への意見は、一方的に伝えるのみでなく、上司・人事部門からもヒアリングしたうえで、一緒に解決策を検討する姿勢が重要

である。

　職場環境の改善をはかるうえでは、本人、上司、人事部門等の関係者が同一の認識のうえで取組むことが欠かせない。特に留意すべき点の後者は、本人と上司・人事部門の認識が異なっていることがあることに留意する。例えば、

　本人：「仕事の負荷が過重で、残業することを求められる」

　上司：「本人の仕事量はそれ程多くはなく、早く帰宅するよう繰

　　　　り返し伝えているが、本人が帰ろうとしない」
等のように、双方の認識が異なっているケースである。このように、
本人からのみでなく、上司からも情報を得ないと実態が把握できな
い、と感じることが多い。また、本人と上司・人事部門との認識に
差があること自体も重要な所見である。本人からの意見聴取のみに
より、実態と乖離した報告書・意見書を提出することが繰り返され
ると、本質的な改善に繋がらず、産業医に対する職場からの信頼が
低下することも考えられる。すべてのケースで上司・人事部門と直接、
話をすることは時間的制約の面で困難であるが、働き方の実態がつ
かみにくい場合や、職場環境改善には上司・人事部門の理解・協力
が不可欠である場合等は、積極的に連携をはかる姿勢が重要である。

　　面接指導のポイントは、以下の通り。
□　個人カルテを作成し、労働者個人の健康情報を集約しておく
□　会社に対して報告書・意見書を発行し、職場環境の改善に向け、
　　職場とのコミュニケーションをとるよう心掛ける

4 ｜ 本質的改善に向けて

　　長時間労働者およびストレスチェック後の高ストレス者に対する
面接指導で効果をあげるためには、
　　①　労働者が積極的に面談を活用する
　　②　ストレスチェックや面談で労働者が安心して本音で話ができる
　　③　職場環境の改善に向けて上司・人事部門が前向きに検討する
環境を整える必要がある。そのために、産業医が取組むことができ
る工夫を何点か示したい。
　　①の面談の積極的な活用について、ストレスチェック後の高スト
レス者の「面接指導」では、労働者が面接を希望した時点でストレ
スチェック結果を会社が閲覧することが可能となる。会社に結果を
共有したくない労働者は、「面接指導」を希望しないということが往々

にして起こりがちになる。そこで、筆者は「面談」という枠組みを設け、「面談」希望ではストレスチェック結果を会社と共有せず、「面談」で本人が話した内容は、プライバシーに配慮して会社とは共有しない。ただし、職場に対して改善等の意見をする場合には、本人に目的・内容を説明したうえで意見書を職場に発行する、というプロセスを設けることが多い。面接指導・面談の各場面において、情報が開示される範囲をわかりやすく定め、規程化および十分な説明を行っている。これにより、②の本人が安心して相談できる仕組みに繋げている。

③の職場環境の改善では、部署の単位で改善が行える場合と、会社全体で取り組まないと改善が困難な場合とが存在する。たとえば残業時間の削減は、全社的な業務計画・人員計画が関係することであり、全社的な課題として取り組まないと実現が難しいことが多い。そのため、筆者は長時間労働者の面接指導やストレスチェックに関する取組みについて、活動実績や面接指導から得られた組織上の問題点について、安全衛生委員会や定期的に経営層と話し合う場を設け、フィードバックしている。プライバシーの保護に留意し、個別の労働者の話とならないよう工夫しつつ、労働者が日々、どのような気持ち・思いで働いているかをまとめ、共有している。経営層はこのようなことに関心が高く、一方で、経営者が労働者の本音を得ることは立場上、困難なことが多い。そのため、このようなフィードバックが得られることに前向きな評価を示す経営層が多い。

[注]

1. 過労死等防止対策推進法第2条
2. Kivimaki M, et al.（2015）Long working hours and risk of coronary heart disease and stroke：A systematic review and meta-analysis of published and unpublished data for 603,838 individuals, Lancet. 31; 386（10005）：1739-46.
3. NIOSHとは、National Institute of Occupational Safety and Health（国立労働安全衛生研究所）の略で、米国の疾病対策予防センター（Centers for Disease Control and Prevention：CDC）の1組織

4. The Joint ILO/WHO Committee on Occupational Health.（1995）Joint ILO/ WHO Committee's Definition of Occupational Health.

5. 労働者の心身の状態に関する情報の適正な取扱いのために事業者が講ずべき措置に 関する指針（平成30年９月７日、厚生労働省）

6. 長時間労働者、高ストレス者の面接指導に関する報告書・意見書作成マニュアル （平成28年６月修正、厚生労働省） https://www.mhlw.go.jp/bunya/roudoukijun/anzeneisei12/manual.html

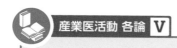

職場復帰支援・両立支援

産業医科大学 保健センター　**副センター長　立石 清一郎**

　嘱託産業医の活動時間の中で職場復帰支援・両立支援は、事例が
発生したときにのみ対応することになる。年間計画に入れることは
不可能なので、都度の対応が求められるが、その精度を高めるのは
事前の準備に他ならない。本稿においては、本書のメインの読者で
ある中小企業の嘱託産業医が知っておきたい、職場復帰支援・両立
支援の必要性や具体的方法について述べる。

1 ┃ なぜ職場復帰支援・両立支援が必要か

　平成30年度の「労働安全衛生基本調査」（厚生労働省）によると、
過去1年間にメンタルヘルス不調により連続1か月以上休業した労
働者がいる事業場は26.4％とされており、職場復帰支援プログラム
の策定を準備している事業場は22.5％である。また、がんは70歳ま
でに約20％の労働者が罹患するとされており、がんなどの私傷病を
抱えた労働者が治療と仕事の両立ができるような取り組みがある事
業場は55.8％とされている（同調査）。一定割合の労働者が病気を
原因に休んだり、出勤していても思うような成果を出し切れていな
かったりする状況が存在している。また、そのような労働者は、病
気による働きにくさを抱えるとともに、働くことの困難感を持ちな
がら働き続けることとなり、労使にとって解決しなければならない
問題である。

　メンタルヘルス不調者の職場復帰支援や私傷病に対する両立支援
は、事業者による安全配慮義務を遂行しつつ、障害による働きにく

さを排除し、個別の労働環境を適正化するために行われる。

2 │ 中小企業で両立支援を行う意義

　我が国の人口はすでにピークを越えている。内閣府の『高齢社会白書』によると、我が国はすでに少子高齢化の影響で超高齢社会に突入しており、総人口に占める65歳以上人口の割合（高齢化率）は27.3％、特に65〜74歳人口は13.9％である。2060年には総人口が9000万人を割り込み、高齢化率は40％近い水準となることが推計されている。このような状況も要因として、有効求人倍率は高度経済成長期に近い1.5倍程度となっており、地方や中小企業では人材を確保することが大変困難な状況となっている。したがって、企業の側も人材確保の観点から、多少働くことが困難な労働者であっても雇用したいというモチベーションにつながってきている。

　また、中小企業ではほとんどの場合、保健師や専任の衛生管理者が不在であり、大企業と比較して圧倒的に保健衛生面での知識の不足がある。労働者が健康面に配慮されることなく危険な状況で働き続けることは、労働者本人の健康を損なうのみならず、企業経営を揺るがすような重大な事故や製品・サービスの質の低下なども起こる可能性もある（羽田沖墜落事故、チェルノブイリ原発事故、スリーマイル島原発事故など）。

　さらに、中小企業は従業員数が少なく、会社における一人当たりの寄与度が大きいため、病気に罹患している人の生産性が下がると、周囲の負担の増加も相まって、会社全体に大きな影響を及ぼしがちである。企業規模が小さくなればなるほど、生産性低下をできる限り防ぎつつ、治療と仕事が両立できるようなアイデアを創出する必要がある。また、企業規模が小さい会社では、お互いが顔の見える関係であることから、支援体制を組みやすいという点もあるが、一方で関係が近いだけに個人情報（健康情報）がルーズに取り扱われやすく、注意が必要である。さらに、中小企業の最大の特徴は、職

種の多様性が大企業と比較して少ないことから、「ほかに新しい仕事を準備する」ということが難しいという点も忘れてはならない。

3 | メンタルヘルス不調者と身体疾患患者の職場復帰の相違点

メンタルヘルス不調者の支援と身体疾患患者の支援の在り方は基本的には同一の考え方で対応可能である。いずれも安全にかつ疾病増悪を防ぎながら復帰を目指すからである。

相違点としては、メンタルヘルス不調の多くは作業関連疾患であるが、がんを中心とした身体疾患の多くは私傷病であるという点である。メンタルヘルス不調者は、職業性ストレスモデルによると、職業性のストレッサーにより心因反応が生じて疾病罹患という連続性から説明される（図表1）。したがって、ストレス源については、職場が（主治医よりも）多くの情報を持っていることになるため（例；新規プロジェクトを任されたAさんが、業務の質・量ともに負担に感じ不調になり休職した）、休職に入る前の労働者に対して（心理的）負担の大きい業務を客観的にとらえ配慮を検討することが重

図表1　職業性ストレスモデル

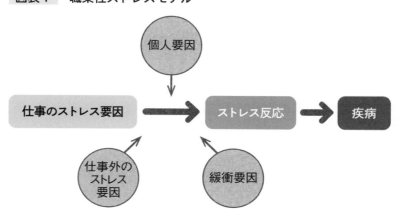

出典：厚生労働省「こころの耳」より抜粋

要である。極端な場合、労務管理の一環でほとんどのメンタルヘルス対策が可能であると主張しているようなケースも存在するほどである。

　一方で、がんなどは私傷病であるため、仕事と関係ない状況で発生し、休養に入るまでは元気な労働者が急に治療に入るために入院することになり、問題点を客観的に評価することが職場のスタッフではわかりにくい。治療や就業内容はさまざまであることから、ケースごとの問題点の洗い出しと対応の方策を検討することが必要となる。客観性を高めるためには専門家の関与が必要であり、専門家として主治医のかかわりの重要性が指摘されている（例：新規プロジェクトのAさんの業務には深夜業務が必須であるが、心筋梗塞後に業務につくことの是非について主治医の意見なく職場のみで判断することは難しい）。

　主治医は、細かい業務についての知見はほとんど持ち合わせていないが、医学的に「（絶対に）させてはならない作業」（医学的禁忌）を指導することは可能である。例えば、腰椎転移をしている労働者に対する「重いものを持ってはならない」との指導などである。このように、安全（健康）配慮については職場の判断だけでは困難であり、主治医からの適切な情報収集が必要となる。したがって、厚生労働省の「事業場における治療と仕事の両立支援のためのガイドライン」（以下、「ガイドライン」）では、主治医の意見書提出の重要性が指摘されている。

4 両立支援のための留意事項

　ガイドラインには留意事項として、
① 安全と健康の確保（安全配慮）
② 労働者本人による取組み（自己保健義務）
③ 労働者本人の申し出（合理的配慮）
④ 治療と仕事の両立支援の特徴を踏まえた対応

⑤　個別事例の特性に応じた配慮
⑥　対象者、対応方法の明確化
⑦　個人情報の保護
⑧　両立支援にかかわる関係者間の連携の重要性
──の8項目があげられている。1ページ強しかないのでさっと読み飛ばしてしまいがちであるが、比較的重要なことが記載されている。一言にまとめると、「安全に配慮しつつ、労使が協力して就業継続の障壁を排除し（合理的配慮を行い）、個別性を重視し対応に臨むこと」である。

5 具体的な職場復帰支援・両立支援の方法

　嘱託産業医は、労働者が休職した場合に、労働者に直接対応を行うことはあまりない。しかし、休職した労働者の上司が不安に思っているケースは比較的多いので、上司の不安を減らすために面接をすることも検討事項である。上司を通じて労働者に情報を伝えることができる場合には、「休むことができる期間」、「復帰に際して要求する業務内容」、「職場復帰の際に対応可能な配慮内容」を伝えることは対応可能であると考えられる。

6 職場復帰支援・両立支援の流れ

　メンタルヘルス不調者の職場復帰については、厚生労働省の「心の健康問題により休業した労働者の職場復帰支援の手引き」（以下「手引き」）に5つのステップで解説されている（図表2）。休業前や休職中は、治療に専念できるよう休暇制度や傷病手当金などの情報提供を行うことが必要であるが、産業医が直接行うことはなく、会社に対応を促すことが適当である。主治医による職場復帰の診断書は多くの場合、日常生活ができるレベルに回復したことを示す文書であるので、就業の可否は産業医が判断し、何らかの就業上の配慮を

受けながら職場復帰を果たすことになる。復帰後は、定期的な面接を実施し、就業配慮を徐々に緩和し、ほかの労働者と同様の業務内容になるよう調整を目指すことが一般的である。

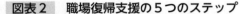

図表2　職場復帰支援の5つのステップ

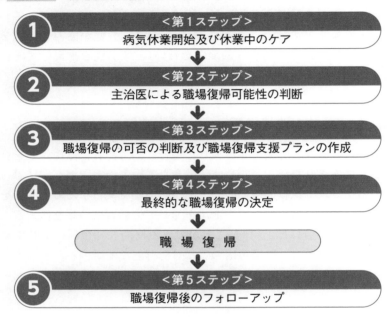

一方で、両立支援はメンタルヘルス不調者向けの手引きの5ステップと同じ流れで対応するが、メンタルヘルス不調者向けの手引きの3ステップ以降に該当する部分がガイドラインによると以下の手順で進められる（図表3）。

① 両立支援を必要とする労働者が、主治医に勤務情報を提供
② 労働者が、支援に必要な医療情報を主治医から収集して事業者に提出（主治医の意見書）
③ 労働者が、事業者に治療と職業生活の両立を申し出る

④　事業者が、産業医等に対して収集した情報を提供し、就業継続の可否、就業上の措置及び治療に対する配慮に関する産業医等の意見を聴取

⑤　産業医が、労働者から追加の情報を収集

⑥　産業医が、主治医から必要に応じて追加の情報を収集

⑦　産業医が、事業者に対して就業上の意見を述べる（事業者は主治医及び産業医等の意見を勘案し、就業継続の可否を判断）

⑧　事業者が、労働者に対する就業上の措置及び治療に対する配慮の内容・実施時期等を検討・決定し、実施

　産業医が対応するのは④、⑤、⑥、⑦であるが、それ以外の項目については、確実に対応されているかどうかを確認するとよりよい。実は、これらの流れは、健康診断の事後措置対応の流れと類似している。健康診断という契機で異常所見があったものを事業者の意見聴取として就業判定を行うが、両立支援は病気罹患という契機で労働の申し出を受けて、事業者から産業医が就業上の意見が聴取される。従来型の適正配置に加えて、主治医からの意見書を踏まえたうえ

図表3　ガイドラインにもとづく両立支援の進め方

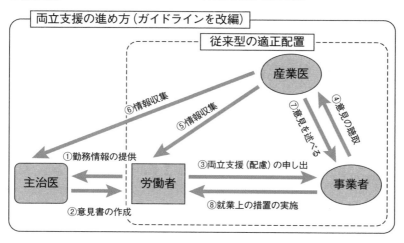

えで対応を行うという流れが、新たに行政上の指針として示された形である。

　メンタルヘルス不調者および身体疾患患者とも、流れとしてはほとんど同じであるが、メンタルヘルス不調者の場合は、休職前のストレス源を事前に把握しておくとさらに対応しやすくなる。

7 ｜ 職場復帰する際の検討事項

　労働者が病気の障害による働きにくさを感じている場合、事業者が配慮を行うが、この際、事業者が行う配慮には2種類ある。産業保健分野で伝統的に行われてきた安全配慮（労働契約法に記載）と障害者差別解消法などに記載されている合理的配慮が存在する。安全配慮は、労働者の健康確保を予見可能性や結果回避という観点から事業者に課せられている義務である。一方で合理的配慮は、「両立したいと思う労働者の申し出」から始まり、障害を持った労働者の周囲に存在する、働くことを阻害している環境や仕組み（バリア）を変更・調整することで解決する配慮である。両立支援においては、疾病罹患者が社会で活躍する役割を担うための取り組みであることから、いたずらに安全配慮を大きくとりすぎて、労働者としての役割を極端に減らすことのないように対応することが望ましいと考えられている。

　合理的配慮についてさらに解説を加える。近年、障害者の権利擁護に向けた取組みが国際的に進展し、2006年、国連において、障害者の人権及び基本的自由の享有を確保し、並びに障害者の固有の尊厳の尊重を促進するための包括的かつ総合的な国際条約である障害者の権利に関する条約（以下、「障害者権利条約」という。）が採択された。我が国は、2007年に障害者権利条約に署名し2014年に批准している。以来、国内法の整備を始めとする取組みが進められ、合理的配慮は、「障害者差別解消法」で明文化された。障害者差別解消法は、「全ての国民が、障害の有無によって分け隔てられること

なく、相互に人格と個性を尊重し合いながら共生する社会の実現に向け、障害を理由とする差別の解消を推進すること」を目的として、2016年4月に施行された。現在の社会は大多数の健常者にとって都合のいい構造となっており、障害者にとっては社会活動・参加しがたい環境・仕組み・ルールの障壁（バリア）が存在している。合理的配慮の概念は、社会活動への参加ができない理由が当事者の健康問題ではなく社会のバリアにあるため、障害者が差別を受けており、差別状況を解決するために本人の申し出にもとづき種々のバリアを変更・調整するというものである。病気に罹患したら、なんらかの社会障壁により、就業継続に対する困りごとが発生する。病気に罹患したとしても就業能力が最大化するように労使の合意の下で社会障壁を解除できるようにすることが望まれている。また、どのような配慮を実施したとしても、病気により基礎的な就業能力が低下した労働者への対応も妨げられるものではない。これらは、アファーマティブアクションやポジティブアクションと呼ばれることがある。いずれにしても、配慮を行う側、配慮を受ける側が、どのような文脈で実施される配慮であるのかということをしっかりと把握することが必要であると考えられる。

　このことを踏まえたうえで、職場復帰の原則は事業者の視点に立った場合、特に人的リソースに乏しい中小企業事業者の場合、「最終的に一人前の仕事ができること」が基本となる。つまり、どこかの段階で（多くは半年から1年くらいかけて）元の業務ができることが一つの判断指針となる。メンタルヘルス不調の場合、ストレス源からの解放があれば本来のパフォーマンスを発揮することができるので、基本的な戦略はその方向性となる。一方で、身体疾患患者の場合には、発症様式に職場がかかわっておらず、むしろ本人の病気・治療の経過の方がそのことに大きな影響を及ぼすことが多い。メンタルヘルス不調者以上に、主治医から日常生活や作業場の医学的禁忌情報を聴取し、配慮したうえで作業に就かせることが重要である。医学的禁忌情報は、すなわち安全配慮に該当するものである。また、

疲れやすいので休憩室を整備する、駐車場を近くにする、といったことは合理的配慮に該当する。ここに職場や産業医の強みがあるので、現在の労働者の症状や働くことの困難さを聴取したうえで、配慮について労使合意がなされるよう、産業医が仲介・翻訳することが望まれる。

[参考書籍]
森晃爾編『産業保健ハンドブック⑥　働く人の健康状態の評価と就業措置・支援』労働調査会、2013年

㈱ 産業保健コンサルティングアルク（AORC）代表取締役
医師・コンサルタント　梶木 繁之

健康教育・労働衛生教育

この項目では、限られた嘱託産業医活動の中で、健康教育・労働衛生教育にどのように関わり、教育（研修）の機会をどのように活用すれば良いかについて解説する。

1 健康教育・労働衛生教育とは

企業では様々な教育（研修）が実施される。そのうち健康教育には、メタボリックシンドロームや健康診断、がん検診、運動・食事・アルコール・タバコ対策といった主に労働者の健康（特に生活習慣）に関連する様々な教育が含まれる。また、労働衛生教育には、ストレスチェックを活用した職場改善や化学物質の有害性、保護具、腰痛対策など、職場に存在する労働衛生上の課題と健康に関連する教育が含まれる。さらに、社内で行われる管理職向けの研修や衛生委員会の機会を利用した教育（研修）も存在する。産業医は、その専門分野に関わらず、社内では「医学・医療に関するスペシャリスト」として認識されることから、社員の健康に関連する数多くの教育（研修）を依頼される可能性がある。

2 健康教育・労働衛生教育の種類

企業で行われる健康教育・労働衛生教育は、当該企業や事業場の持つ特徴により様々なものが存在する。事務作業（ホワイトカラー）従事者の多い職場では、職場に存在する有害要因にばく露する機会

が少ないことから、主に生活習慣（食事、運動など）や一般的な医学知識（肥満、高血圧、高コレステロール血症、糖尿病、痛風、インフルエンザなど）、業務と一定の関連があるメンタルヘルスや過重労働といったテーマが取り上げられることがある。一方、製造工程や交替勤務などの特徴を持つ職場では、上記に加えて、肩こりや腰痛、熱中症、じん肺、有機溶剤中毒といった職場特有の要因と健康問題に関する教育課題が存在する。

　さらに、近年では海外赴任者や高齢者、新入社員といった特定の職場環境や年齢の折に認識しておくべき事項に加え、ガンなどの病気を持ちながら就労する労働者への支援（両立支援）なども、教育（研修）のテーマとして取り上げられることがある。

3 ｜ 教育（研修）の実施時期と対象者

　上記の教育（研修）は、社内で年間計画に基づき実施されていることがほとんであるが、そのうちの一部が嘱託産業医に依頼されることも少なくない。企業内での教育の機会は以下のようなものがある。
　○新入社員研修（4月〜5月ごろ）
　○職長・管理職向け研修（通年。ただし時期を定めて実施している企業もある）
　○安全に関する教育（作業内容による。例：熱中症などは5月ごろ）
　○労働衛生に関する教育（毎年10月第1週の労働衛生週間の前後）
　○衛生委員会での教育（毎月）
　○社内の安全衛生大会での教育講演（例年のある時期）　など

　上記のうち、イベント的な教育機会として、毎年10月第1週の「全国労働衛生週間」や社内の安全衛生大会に合わせて産業医に教育（研修）を依頼してくる企業がある。このような機会は、多くの労働者に直接対面する貴重なチャンスであり、普段の産業医業務では会うことのない社員に自身の存在を知ってもらう絶好の機会となる。そのため、ぜひとも有効に活用していただきたいものである。

　また、個々の教育（研修）を行う際には、参加する（受講する）対象者の特徴を踏まえておく必要もある。上記のようなイベントで不特定多数の聴衆に対して講演すること（例：労働衛生週間での社員全員への健康講話など）や特定の聴衆（例：暑熱職場で働く労働者や粉じん・騒音職場で働く労働者、交替勤務者、重量物を扱う労働者など）に対して講演することもある。聴衆の興味を引きつけて話すためには、一般論と具体例を対象者の特徴に合わせて組み合わせる工夫も必要になる。

4 ┃ 教育（研修）に産業医が関与するメリット

　限られた時間の中で活動する嘱託産業医には、どうしても個別の事例対応や法的要求事項である職場巡視、衛生委員会への参加が優先される傾向がある。しかし、一定以上の集団に対して行う教育（研修）は、産業医が直接社員に対して情報や知識、ノウハウを提供することができる貴重な機会である。また、対面で実施することにより、産業医自身の考えや価値観、熱意などが本人の人柄や特徴とともに伝達される。社員に接する機会の少ない嘱託産業医だからこそ、こういった集団へのアプローチの機会を有効に活用し、社内での認知度を高め、企業の健康文化の創造に努めたいものである。実際、教育（研修）を実施し産業医の認知度が高まると、労働者個人や管理職、経営層からの相談が増える傾向がある。嘱託産業医として企業全体に関わりたいと考える医師にとっては絶好のチャンスをもたらしてくれる。

5 ┃ 教育（研修）の効果評価

　健康教育や労働衛生教育の主たる目的は、対象者（聴講者）に対してなんらかの知識を与えて理解させたり、やる気を起こさせたり、実際に行動させたりする（行動変容を促す）ところにある。企業活

動の一部として教育（研修）を実施するならば、かけた労力に見合った成果・効果があったのかどうかを検証（評価）することが重要である。一般に教育の効果評価は、終了時のアンケートなどで検証されることが多く、「研修内容の理解度」や「研修そのものへの満足度」を定量的に評価したり、「受講後の行動（意向）」を自由記述などで問うなどの形式も存在する。いずれにしても、教育（研修）自体が企業内の一定のリソース（人員・時間・お金・場所など）をかけて行うため、なんらかの効果評価を行う必要があるだろう。これらについては、森晃爾編『使える！ 健康教育・労働衛生教育65選』（一般社団法人日本労務研究会発行）の12ページに詳細が記されているので参照されたい。

6　教育（研修）に関与する嘱託産業医の関わり方（立ち位置）

　嘱託産業医が教育（研修）に関与する際には、まず、企画者の視点で関与することを勧めたい。これは、社内の数少ない「医学・医療のスペシャリスト」として、企業が実施しようとしている教育（研修）の目的や内容などに関与することで、間接的に社員の健康に影響を与えることができ、より有効性のある研修の企画が実現すると思われるからである。そのため、企業側から教育（研修）の依頼があった場合には、少なくとも、

　①　どのような目的で実施したいのか、何を最終ゴールとしているのか（ニーズの把握）を確認し、
　②　その研修を誰が行うのかを決定し（自身が対応するのか、それとも他の人に依頼するのか）、
　③　具体的にどのような教育（研修）内容とするのか

――を考えてみると良い。その際、教育（研修）の企画書を作成すると全体の概要が把握でき、また頭の整理もできるようになる。本稿の末尾に掲載した参考資料は、「メンタルヘルス対策を行うために作成した企画書の例」である。これらを参考に、まずは、自身が

行う教育（研修）の企画書の作成にチャレンジしてみよう。

7 教育（研修）を実施する場合

　企画書を作成した上で、教育（研修）に外部資源を用いる場合には、社内の関連部署と調整しながら（具体的には、どのようなテーマで、いつ頃、誰を対象に依頼し、予算はどうするのか、など）計画を立てて運用することになる。

　しかし、教育（研修）を自身が担当する場合には、教育（研修）にかかる相応の準備が必要となる。前述のように、教育（研修）の機会は嘱託産業医にとって、自身の社内での認知度を高め、対象事業場の産業保健活動を促進する重要な機会にはなるものの、日常の本業（臨床業務など）の合間を縫って、教育（研修）の準備をすることは容易ではない。しかし、なるべく少ない労力で社内の教育（研修）を実施することは可能である。それが既存の教育ツールを活用する方法である。

　その具体例の一つが、先述した、『使える！健康教育・労働衛生教育65選』などの活用である。この書籍の特徴は、一般的な企業において、社員や管理監督者向けの教育テーマになると思われる65項目につき、各テーマのポイントや具体的な研修の進め方が、教育（研修）を実施する側（講師側）の視点で記されているところである。また、教育（研修）を実際に担当する際の留意点なども網羅されている。加えて最大の特徴は、教育（研修）で頻繁に用いられるパワーポイント（Microsoft Office）の雛形が添付されていることである。教育テーマごとに準備された研修用のデータ（講義用スライド）を利用することで、教育（研修）の準備で最も負担の大きい講義用スライドの作成時間を大幅に短縮することができる。65テーマ収録されているので、仮に、毎月の衛生委員会でなんらかの健康教育・労働衛生教育を実施した場合でも、５年以上活用できる計算となっている。

このような既存の資料を使いながら社内で教育（研修）を行うと、最小限の業務負荷で、産業医の認知度の上昇と社員への健康情報、労働衛生情報を伝達できるようになる。各研修テーマの講義用スライドは自由に修正が可能なので、自分のスタイルにあった内容にも変更が可能である。一度、この書籍（CD-ROM付）をのぞいてみていただきたい。

8 ｜ 教育（研修）の講師をする際の留意点

　自身が社内の健康教育・労働衛生教育の講師を担当する場合には、事前に講義用資料の作成と教育（研修）の効果評価（アンケートなど）の準備が必要になる。さらに、研修を効率的で楽しく進めるためには、事前の予行演習が欠かせない。自身が得意とする話題であっても、講義を聴講する対象者の多くは、「医学・医療に関する知識」に乏しい人がほとんどである。そのため、そういった知識に乏しい対象者に、どのようにしてわかりやすく教育（研修）を行うかは、事前に十分検討する必要がある。

　医師は、大学や医療現場において、「医学や医療」に関する学習や経験の機会には豊富に恵まれている。しかし、いわゆる一般の社員（医学・医療の素人）に対して、対象者が本来知らない知識やノウハウをわかりやすく伝達する手法（教育手法）については、十分に教育されていない現状がある。そのため、有効な教育（研修）を実施するためにも、教育手法について、ある程度の知識や経験を有することが求められる。

　最近では、相手に伝わる「プレゼンテーションの技法」を習得するための書籍や動画、ネット情報などが巷に溢れている。また、プレゼンテーションを効果的に行うためのヒント等も数多く紹介されている。図表1は、教育（研修）の際に考慮すべき5つのエッセンの頭文字（WESKT）を記したものである。教育（研修）を実施する際に、「Way of explanation：どんな伝え方で行うか」、「Example：聴衆が理解

図表1　教育(研修)のエッセンス：WESKT

- Way of explanation：「伝え方」
  ― どのような伝え方で説明するか
- Example：「例え」
  ― 伝え方の実例と発表に使う言葉の別表現（比喩）
- Story frames：「ストーリーフレーム」
  ― 話すことを話して、話したことを話す
- Key words：「キーワード」
  ― 重要である事柄、是非とも覚えてほしいこと
- Time length：「時間の長さ」
  ― 1分、3分、20分、40分、90分の長さに応じて

しやすいよう適切な"例え"を用いているか」、「Story frames：ストーリーフレーム（プレゼンテーションでは、はじめに「これから話すこと」を話し（例：目的や目標、ねらい、構成内容などを紹介する）、最後に「これまで話したこと」を話す（例：話した内容やキーワード等をまとめたり、伝えたいメッセージを再度繰り返す）ことをストーリーフレームと呼ぶ）」、「Key words：キーワード（重要である事柄や、ぜひ覚えてほしいことは何か）」、「Time length：時間の長さ（具体的にどのくらいの時間で行うか）」という5つのポイントで考えるとよい。

9 ｜ さらに学びを深めたければ

　産業医科大学では、教育工学（教授設計学：インストラクショナルデザイン）を専門としている教員による健康教育の技術と手法を学ぶ「ワンランク上の健康教育技法～インストラクショナルデザインの知見をもとに～」という、産業医向けの研修会が開催されている。図表2は、この研修会で用いられる資料の一部で、ADDIEの5ステッ

プを示している。参加者はこういった教育工学の知識を学びながら、「効果的で、効率的で、魅力的な」健康教育・労働衛生教育の設計と実施方法を習得することができる。こちらもぜひ、受講していただきたい。

図表2　ADDIEの5ステップ

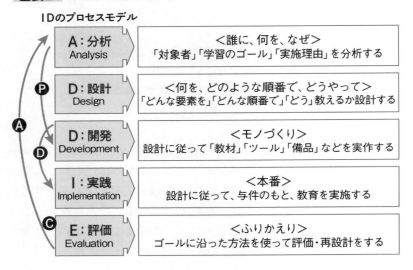

IDのプロセスモデル

A：分析 Analysis
<誰に、何を、なぜ>
「対象者」「学習のゴール」「実施理由」を分析する

D：設計 Design
<何を、どのような順番で、どうやって>
「どんな要素を」「どんな順番で」「どう」教えるか設計する

D：開発 Development
<モノづくり>
設計に従って「教材」「ツール」「備品」などを実作する

I：実践 Implementation
<本番>
設計に従って、与件のもと、教育を実施する

E：評価 Evaluation
<ふりかえり>
ゴールに沿った方法を使って評価・再設計をする

[参考文献・引用情報]

・森 晃爾編『使える! 健康教育・労働衛生教育65選』(一般社団法人日本労務研究会)
・ジャン・ドゥーソップ著『産業保健マーケティング　働く人の健康資源を企業　戦略的に確保するための考え方と進め方』(中央労働災害防止協会)
・柴田喜幸著『産業保健スタッフのための教え方26の鉄則―イケてる健康教育はインストラクショナルデザインで作る!―』(中央労働災害防止協会)
・産業医科大学　首都圏プレミアムセミナー　2019年度版
　(https://premium.med.uoeh-u.ac.jp/)

健康教育・労働衛生教育の企画書(例)

作成日時：20ＸＸ年○○月△△日　　作成者：産業 太郎（産業医）

1．企画の背景・きっかけ

　20□□年より、５ヵ年計画（今年が４年目）で事業の見直しを進めていた○○会社は、20ＸＸ年に起こった世界同時金融危機で、更に大幅な業績低下の状態に陥っている。数年前から進めている社内のリストラ策の影響もあって、従業員数は減少しているものの、メンタルヘルス不調者の発生は増加傾向にある（毎年10名前後が新規発生）。人事部は社外のコンサルタント会社に委託し、人事関連の教育は行っているものの、増加するメンタルヘルス不調者に対しての抜本的な対策が打てずにいる。管理職研修は上記のコンサルタント会社により実施されているが、研修内容のほとんどが人事労務関係のものとなっている。そんな中、今回、人事部門から社内研修の一環として管理職に対する「メンタルヘルス対策」の教育（研修）の内容を検討してほしいとの依頼が嘱託産業医に届いた。

2．対象者

　本社に在籍する課長以上の管理職（約35名）

3．講話テーマ（聴講者の興味をそそるように！）

　あなたの職場は大丈夫？
　―メンタルヘルス対応に必要な管理職の基礎知識―

4．目的・目標・ゴール

　行政指針とメンタルヘルス不調者の発生状況の周知（講義）、事業者の安全配慮義務に関する知識の伝達（実習）、部下にメンタルヘルス不調者が出た際の対応法の習得（実習）、メンタルヘルス不調者の職場復帰の際の社内手順の概説および産業保健スタッフの利用法（講義）

5．講義形式・方法（机・椅子などの設定条件も含める）

講義とグループワーク（1グループ4〜5名のグループ）の参加型研修

6．講義場所

本社大会議室

7．講義日時

20XX年○△月□△日　13：00〜15：00

8．評価指標（研修プログラムの評価）

研修終了後の理解度テストにおいて全員が8割以上の正解率
教育研修に対する満足度調査の自由記載欄の内容を検証："業務で
実際に活用できそう"などの肯定的なコメントが参加者各人の自由
記載欄に7割以上記載されているかどうかで判断する

9．必要な機材、備品
（プロジェクター・延長コード・ホワイトボード・ポストイット等）

プロジェクター1台、ホワイトボードを各グループ1台　他

10．参考資料・文献

・「労働者の心の健康の保持増進のための指針」（H18.3.31）
・「心の健康問題により休業した労働者の職場復帰支援の手引き」
　（H21.3.23）
・『人事担当者、管理職のためのメンタルヘルス入門』
　（亀田高志著、東洋経済新報社）
・『メンタルヘルス対策の実務と法律知識』
　（前田陽司他著、日本実業出版社）
・『労災・安全衛生・メンタルヘルスQ＆A』
　（加茂善仁著、労務行政）
・『管理監督者向けメンタルヘルス教育研修教材集』
　（桜井治彦他著、労働調査会）

産業医活動 各論 **VII**

情報収集と勧告

コマツ 健康増進センタ 産業医 **伊藤 直人**

　法令で定められた産業医の職務（5ページの図表2参照）を遂行するために、産業医には権限が付与されている。その権限の1つが、この項のテーマである情報収集と事業者に対する勧告である。働き方改革関連法によって、労働安全衛生関係法令が改正されて、これらについて強化が図られるなど、最近注目されているテーマである。十分なエビデンスが得られていない分野ではあるが、産業医活動全般に影響を与える重要なテーマであるため、勧告権については、筆者らが実施した調査結果を交えながら説明する。

1 情報収集

　産業保健の目的である「人と作業を適合させる」（3ページの図表1参照）ためには、適切な情報に基づく判断が必要であり、産業医には、労働者と事業者から、それぞれ健康管理に関して情報を得る権限がある。

（1）労働者からの情報収集

　労働者の健康管理等を行うために必要な情報を、産業医は労働者から収集することができる（安衛則第14条の4第2項）。具体的な方法として、作業場等を巡視する際に対面で、当該作業の一連続作業時間や休憩時間、個人用保護具の管理方法などを確認することや、労働時間が長い労働者などを対象に、職場や業務に関するアンケート調査を実施することなどが想定されている。

(2) 事業者から産業医への情報提供

　産業医が専門的立場から労働者の健康確保に向けて、より一層効果的な活動を行いやすい環境を整備するために、事業者は、産業医に対して、図表1の情報を提供しなければならない（安衛法第13条）。

図表1	事業者が産業医に提供しなければならない情報 （安衛則第14条の2を一部改変）

（ア）健康診断、長時間労働者に対する面接指導、ストレスチェックに基づく面接指導実施後の既に講じた措置、または講じようとする措置の内容に関する情報。措置を講じない場合は、その旨とその理由
（イ）時間外・休日労働時間が1か月当たり80時間を超えた労働者の氏名とその労働時間に関する情報
（ウ）労働者の作業環境、労働時間、作業態様、作業負荷の状況、深夜業等の回数・時間数などのうち、産業医が労働者の健康管理等を適切に行うために必要と認めるもの

　（ア）は、法令で定められている労働者の就業区分等の意見に対する事業者から産業医へのフィードバックであり、産業医の意見が事実上強化されることになった。また、健康診断における医師の意見聴取の際に、当該労働者の業務に関する情報をもとめられた時は、事業者はこれを提供しなければならないが（安衛則第51条の2など）、その「労働者の業務に関する情報」は（ウ）の内容と同じと解釈されている。

　法令でのこれらの情報提供の主語は事業者となっているが、新設された制度であり、事業者側に注意を促す意味でも、産業医から事業者に情報提供するよう依頼するとよいであろう。これらの情報提供は書面により行うことが望まれる。

(3) その他の情報収集

　これまで産業医活動の各論について見てきたが、限られた時間で
これら全ての活動を実施することは容易ではない。どの活動を優先
的に取り組むか判断するために、安全衛生に関する情報を収集しな
ければならない。具体的には、有害業務の内容、過去の労働災害の
発生状況、安全衛生活動の内容、職場巡視の結果、作業環境測定の
結果、リスクアセスメントの結果、社内の重点対策項目、関係者か
らのヒアリングで得られた情報などが考えられる。

　また、安全衛生に直接関係はしないが、経営状況を知ることで、
安全衛生に費やすことができる予算の増減を予想したり、今後の業
務内容や労働者数の変化を尋ねることで、それに伴う健康障害の防
止策を検討することもできる。さらに、健康診断の事後措置の面談や、
長時間労働や高ストレス者の面接指導などの個別面談の際に、業務
内容や職場に対してどのように思っているか聞くことも有用である。
「以前は働きやすい職場環境だったが、時間外労働をしないように
厳しく指導され、業務時間中はほとんどの同僚が業務に追われ、最
近職場の雰囲気がはりつめている」などの情報が得られるかもしれ
ない。個別面談で得られた情報から職場全体を想像し、適正配置の
面談をする際などは、そのような職場環境で当該労働者が働くこと
ができるか、職場でフォローが期待できるかなどを考えながら判断
する必要がある。

　このような情報は、最初は会社からあまり提供されないかもしれ
ない。しかし、産業医が積極的に情報収集する姿勢を示し、その情
報を活用した産業医活動を継続して行うことで、時間の経過と共に
情報は集まってくるようになるであろう。

2 ｜ 指導・助言

　健康管理の専門家として、労働者の健康を確保するための措置が

必要と判断した際には、その内容を会社に伝えることになる。法令では、産業医には勧告、指導、助言する権限が付与されているが、一般的には、いきなり勧告することはないため、まず指導・助言について確認する。

(1) 概要

　産業医は、衛生管理者に対する指導や助言（安衛則第14条第3項）、事業者または総括安全衛生管理者に対して意見を述べることができる（安衛則第14条の4）と規定されている。しかし、後述するように、「指導」、「助言」、「意見」が定義されていないため、産業医の実務においても、これらを明確に使い分けることはほとんどない。

　企業の担当者は、産業保健の専門家ではないため、産業医の要請する内容を十分に理解していない可能性がある。そのため、どのような健康リスクがどの程度存在し、そのために必要な対策について丁寧に伝える必要がある。場合によっては、同様の説明を何度も繰り返すことや、より上位の役職者に説明することも検討するべきであり、基本的には、この段階で理解を得られるよう、何度も働きかけることが望ましい。

(2) 衛生委員会等への発議権

　産業医は、労働者の健康を確保する観点から、衛生委員会等に対して必要な調査審議を求めることができ（安衛則第23条第5項）、事業者は、委員会の意見や当該意見を踏まえて講じた内容を記録し、3年間保存しなければならない（安衛則第23条第4項）。

　この発議は、労使双方から構成されている衛生委員会でされることが想定され、その内容と対応について記録する必要がある。そのため、発議する場合は、担当者との信頼関係が壊れないよう、担当者等に対して十分に説明しても理解が得られない場合を想定し、事前に発議する旨を伝えておくとよいであろう。

3 │ 勧告

　産業医が指導・助言してもなかなか改善されない場合、労働者の健康を確保するため、産業医の最終手段である「勧告」の検討が必要になるかもしれない。先ほど確認した指導・助言と勧告の違い、勧告を検討する状況、勧告する際のプロセスや留意点について確認する。

(1) 勧告と指導・助言の違い

　労働安全衛生法第13条第5項に、「産業医は、労働者の健康を確保するため必要があると認めるときは、事業者に対し、労働者の健康管理等について必要な勧告をすることができる。」とあり、産業医は、事業者に対する勧告権を持っている。同様に、産業医は、総括安全衛生管理者に対する勧告もできる（安衛則第14条第3項）。

　「勧告」、「指導」、「助言」にはどのような違いがあるのだろうか。3つとも、産業医から事業者等に対する法的強制力のない働きかけである点、これらによって解任等の不利益取り扱いが禁止されている（安衛則第14条第4項）という共通点はあるが、安衛法で「勧告」、「指導」、「助言」の定義や、これらの違いは明確にされていない。

　しかし、「勧告」のみ、勧告内容に対する尊重義務が事業者にある（安衛法第13条第5項）ことから、「勧告」は「指導」、「助言」よりも強い意味が込められていると考えられる。日本産業衛生学会の政策法制度委員会でも、これらの強弱は、「助言」≦「指導」＜「勧告」と解釈している[1]。

　また、今回の安衛法の改正で、産業医が「勧告」する際のみ、手続きや勧告後の取扱いなどが図表2のように明確になった。これまでは、産業医も事業者も互いに「勧告」、「指導」、「助言」なのかを厳密に区別しなくてもよかったが、外形的に「勧告」は「指導」、「助言」と区別されるようになったため、産業医が事業者に対して改善などを求める際には、少なくても「勧告」と「指導」、「助言」は明

確に使い分けをしなければならなくなった。

図表2	勧告する際のプロセス

図表2　勧告する際のプロセス
（安衛則第14条の3、安衛法第13条第5項・第6項）

（ア）産業医が勧告をしようとするときは、あらかじめ事業者の意見を
　　　求める
（イ）事業者は、勧告を受けたときは、勧告内容と勧告に対して講じた
　　　措置の内容（措置を講じない場合はその理由）を記録し、3年間
　　　保存しなければならない
（ウ）事業者は、勧告を受けたときは、勧告内容と勧告に対して講じた
　　　措置の内容（措置を講じない場合はその理由）を衛生委員会等へ
　　　報告しなければならない

（2）産業医が勧告権を検討する状況

　「勧告」、「指導」、「助言」に関して定義がないなかで、産業医実
務を行う際に、どのような場合に「勧告」するのだろうか。日本産
業衛生学会の政策法制度委員会では、産業医が事業者に対して勧告
権を行使しうる状況として、図表3のとおり、4つに類型化して提
示している[1]。

図表3　勧告権を行使しうる状況

（ア）労働者の生命若しくは健康に重大な影響が及んでおり、緊急回避
　　　が必要なとき
（イ）労働者の生命若しくは健康に重大な影響を及ぼすことが予見され
　　　るとき
（ウ）事業場の衛生環境や労働者の健康に関する重大な法令違反がある
　　　とき
（エ）事業場の職場環境改善や労働者の健康確保のために経営的な判断
　　　がなければ解決できないとき

① **勧告を検討する際の重要因子**

　図表3の（ウ）に関して、著者らの実施した調査結果を紹介する。専門的な産業医に対して、法令違反に対して勧告するかと質問したところ、法令違反のみで勧告を検討する可能性は低いとの回答が多かった。産業医が勧告を検討する際は、安衛法第13条で規定されているように、「労働者の健康を確保するため」に必要かどうかが重要であり、法令違反があれば、当然ながら衛生管理者や事業者に指導することはあるが、これだけで勧告することにはならない。つまり、法令違反があっても、直ちに労働者の健康に影響を及ぼさない場合は勧告を検討する可能性が低く、法令遵守をしていても、一定の健康影響を与える恐れのある場合は、勧告を検討する可能性が高くなる。

　また、この調査で、勧告を検討する際は、「健康影響の大きさ」だけでなく、「緊急性」も重要な要素と結論づけられた。勧告権は、何度も指導・助言しても改善がない場合の最終手段として行使するものである[2]ため、将来的に労働者に健康影響を及ぼす可能性があっても、緊急性がなく時間的な猶予がある場合は、指導・助言を繰り返すことや、より上位の役職者への対応を検討する産業医が多かった。

② **個別事例の考え方**

　先ほどの調査で、労働者への健康影響が大きく、緊急性も高い場合であっても、勧告を検討する可能性が低いと回答する産業医が一定数存在する場合があった。産業医面談の結果、時間外労働の制限が必要との意見書を提出したにも関わらず、制限が遵守されていない状況など、特定の労働者に関する場合である。このような個別事例に対する勧告権の考え方は、専門的な産業医でも様々であった。

　労働者の健康状態の悪化を防ぐために、就業制限が遵守されるように勧告を検討すると回答した産業医も一定数存在していた。一方、勧告権は個別事例に対する産業医意見が尊重されるような

環境や体制構築のために行使するものであり、個別事例では勧告するべきでないと考える産業医もいた。

(3) 勧告する際の手順

① 事業者への意見

　図表3で確認したように、産業医が勧告するときは、事前に事業者の意見を求める必要がある。この手順は、産業医が勧告しようとしている内容と事業者の考えに齟齬がないかを確認するための勧告前の最終段階である。

　そのため、勧告後に事業者側の見解を聞いて勧告を撤回することのないよう、十分に事業者とコミュニケーションをとる必要がある。また、勧告を事前に示唆すること自体が事業者への働きかけを促すことにもなるので、勧告権を行使せずに事業者対応を求めるなどの活用も検討したい。

　なお、事業者への意見に関して具体的な方法は定められていないが、この段階では口頭でもよいであろう。

② 勧告権の行使

　産業医から勧告を受けた際に事業者は、勧告内容に関する記録の保存と、衛生委員会等への報告義務があることから、勧告内容が正確に伝わるよう、産業医が勧告する際は、文書として提示することが望ましい。勧告書には、被告者、勧告者、日付、勧告事項、事業者が取るべき措置、医学的知見、根拠となる法令、対応期限などを盛り込むべきとされている[1]。フォーマットは定められていないので、勧告書の例を提示する（図表4）。

③ 衛生委員会等での説明

　勧告を受けた事業者は、その内容を衛生委員会などで報告しなければならない。その際、これまでのプロセスを知らないメンバーにも理解できるよう、産業医は、勧告を必要と判断した理由やこれまでの経緯を説明することが望ましい。なお、勧告内容が労働者個人に関するものであった場合は、個人が特定されないように

88

| 図表4 | 勧告書の例 |

勧　告　書

20○○年○月○日

株式会社××
××工場長　××　××殿

　　　　　　　　　　××工場　　産業医　△△　△△　印

内　容

　労働安全衛生法第13条第5項に基づき、産業医として、労働者の
健康を確保するため必要と認めたため、以下の通り勧告します。

□□□…（略）…□□□

　　　　　　　　　　　　　　　　　　　　　　　　　　　　以上

匿名化するなどの配慮が必要である。

（4）注意点

　状況が勧告内容の通り是正されるとは限らず、産業医が勧告することによって事業者との関係が悪化し、結果的に産業保健が停滞してしまう可能性もある。そのため、勧告権は濫用するものではない。勧告権が強化される前に著者らが実施した調査では、これまで勧告をしたことのない産業医は77.2%（平均産業医歴17.7年）であった（図表5）。この結果からも産業医の勧告は、事業者に対する最後の手段であり、その行使は慎重に検討されていると考えられる。しかし、この調査の対象者は、日本産業衛生学会の専門医・指導医と専門性の高い産業医であり、このような産業医を選任する企業では、もと

もと安全衛生に対する関心が高く、産業医が勧告を検討するような事例が発生しにくかったことも考えられる。

図表5　勧告権の行使回数

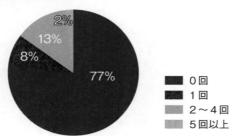

- ■ 0回
- ■ 1回
- ■ 2～4回
- ■ 5回以上

　今回の安衛法の改正で、勧告権の強化とともに、産業医の独立性・中立性の強化（安衛法第13条第3項）や、産業医の知識・能力の維持向上（安衛則第14条第7項）、産業医の辞任・解任時の衛生委員会等への報告（安衛則第13条第4項）が定められた。産業医に専門性を求めたことから、産業医が勧告する際は、健康管理の専門家という立場からその必要性について考えなければならず、企業の安全衛生担当者の態度が横柄だからなどといった感情的な理由で、勧告を検討するものではない。また、産業医の独立性を強化し、その保護規定を新設した背景を考慮すると、医学の専門家として、労働者の健康を確保のために必要と判断したのであれば、事業者に忖度せず、勧告を検討することも必要である。

［引用文献］

1．日本産業衛生学会政策法制度委員会「産業医の権限強化に関する答申」
　　https://www.sanei.or.jp/images/contents/390/Report_OP_Policies_and_
　　Regulations_Comittee.pdf
2．藤野昭宏「産業医と倫理―産業医に求められる倫理と使命―」（『産業医科大学雑誌』
　　35 27-34、2013年）

[参考文献]

1. 「産業医の勧告権　どのように活用すればよいか」（森晃爾編『産業保健ハンドブック②改訂6版　嘱託産業医のためのQ&A』労働調査会）
2. 『産業医学ジャーナル第244号　特集：産業医の助言・指導・勧告をめぐって』産業医学振興財団、2019年）

はじめての嘱託産業医活動

嘱託産業医のプロは「月３時間・年36時間」をこう活用する！

第3章

事例1	日野 義之
事例2	古木 勝也
事例3	長井 聡里
事例4	竹田　透
事例5	森口 次郎
事例6	山瀧　一

第3章では、長年にわたって多くの事業場の産業医を務めてきた、いわば"プロ嘱託産業医"の6名の先生に、産業医活動のスタンス、産業医活動を「月3時間・年36時間」と仮定した場合の産業医活動の進め方などを開示していただきました。

事例1　日野 義之（ひの・よしゆき）

　産業医科大学医学部卒業。卒業後、同大学産業医学卒後修練コース（5年）に進み、統括産業医育成プログラムを修了。NKK（日本鋼管）での専属産業医勤務をはじめ、現在までに、産業医を担当した事業場は100を超え、様々な企業（業種・規模）での産業医経験を持つ。8年間の企業外労働衛生機関での勤務の後、産業医科大学産業医実務研修センター講師を経て、ひの労働衛生コンサルタント事務所を開設し、現在、独立系（開業）産業医として活動中。著書に『高齢者雇用に役立つエイジマネジメント』（共著、労働調査会）などがある。

事例2　古木 勝也（ふるき・かつや）

　産業医科大学医学部卒業。㈶京都工場保健会産業保健部次長、労働省労働基準局安全衛生部労働衛生課、産業医科大学産業生態科学研究所作業病態学研究室講師を経て、現在、医療法人至誠会古木内科医院理事長。著書に『ヘルシーカンパニーの実現』（共著、バイオコミュニケーションズ）、『嘱託産業医のためのQ&A』（共著、労働調査会）などがある。

事例3　長井 聡里（ながい・さとり）

　産業医科大学医学部卒業。大阪労災病院産婦人科医、松下産業衛生科学センター、松下電工㈱本社健康管理室専属産業医・同室長、産業医科大学産業医実務研修センター講師を経て、すてっぷ産業医事務所を開設。嘱託産業医活動に専念する中で、専門スタッフ活躍の場づくりを含め、ヘルシーカンパニーを目指す企業に向け、包括的産業保健サービスを提供する㈱JUMOKUを設立、代表取締役として現在に至る。また厚生労働省委託「働く女性の身体と心を考え

る委員会」委員を歴任、働く女性の健康管理をライフワークとしている。

事例4　竹田　透（たけだ・とおる）

　産業医科大学医学部卒業。川崎製鉄㈱千葉製鉄所産業医、富士ゼロックス㈱海老名事業所産業医、ライオン㈱統括産業医と15年間の専属産業医活動を経て、2005年に労働衛生コンサルタント事務所オークス開設。企業の健康管理に関するコンサルティングや嘱託産業医活動等を行っている。（公社）日本橋医師会理事（産業保健部担当）として、地域の産業医の活動支援も行っている。

事例5　森口 次郎（もりぐち・じろう）

　1992年、産業医科大学医学部卒業。同年、㈶京都工場保健会に入職し、多くの企業で嘱託産業医を経験。2006年にアムステルダム大学派遣。2013年より京都府医師会理事（産業保健担当）。2017年より（一財）京都工場保健会業務執行理事。著書に『集団分析・職場環境改善版　産業医・産業保健スタッフのためのストレスチェック実務Q＆A』（共著、産業医学振興財団）などがある。産業医として、労働者の心身の健康と企業の発展の両立を心掛けている。

事例6　山瀧　一（やまたき・はじめ）

　岐阜県生まれ。1998年、産業医科大学卒業。2006年、千葉大学大学院修了。佐久総合病院での臨床研修・内科勤務を経て、2001年以降、（一財）君津健康センターにて労働衛生機関の医師として、房総半島の製造業を中心に産業医活動を展開している。「何でもそろう田舎の売店」を隠れた目標として現場の課題に幅広く浅く取り組んできたが、そのため何が専門なのかわからなくなってきたのが最近の悩み。著書に『健康診断ストラテジー』（共編著、バイオコミュニケーションズ）などがある。

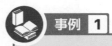

専門家としてさりげないサポートを積み重ね、
産業保健活動が自発的に展開されるような状況の構築を目指す

ひの労働衛生コンサルタント事務所　代表医師
日野 義之

1 ┃ 嘱託産業医活動を行う際の基本スタンス ～筆者のポリシー～

　産業医を拝命したら、まず、担当する企業（事業場・職場）・働く人・仕事の理解に努める。逆に、彼らにも産業医を知ってもらい、何かあれば相談を受けてアドバイスするなど、身近な医師として支援できる状況をつくる。そして、彼らがそもそも困ることもなく、より健康的で快適な状況に向かっていけるように導くことを目指す。

　産業医として産業保健の充実を目指していく中では、いたずらにリードしすぎず、さりげなくサポートし、活動が企業内で自然に展開されるように心がける。そうなるためには、企業が、産業保健への取組みを自分たちにとって大切なものと認識し、自ら取組むことが必要となる。そもそも、働く人は、職場で健康・安全を害することなく、働きやすい環境で安心して働くことを望んでいる。そのような職場環境は、働く人が能力を発揮するための大前提で、企業にとっても重要であり、それに向けた取組みは、企業活動そのものとすらいえるものである。とはいえ、企業が最初から自主的に活動することは難しく、産業医が関わることで、産業保健に取組む流れ（ブーム）を起こし、企業・働く人の衛生意識を高め、合理的な活動へと導き、徐々に主体的に取組む状況を目指したい。

　嘱託産業医は、社外の専門家として、企業が気づいていない潜在的ニーズも掘り起こしながら、優先すべき課題をともに判断し、解

決に向けた協働者（時にペースメーカー）として関わる。その際、すぐに理想的展開に発展することは稀であり、様々な課題について、各々の改善方法を検討し、準備を進めながらタイミングを待ち、チャンスが巡ってきたら、機を逃さずに改善に結びつけていく。その際、社内はもちろん、社外資源も含めたコーディネートを心がけ、よりよい改善を目指したい。

　月1回の出務時には、その場で、検討事項について結論を出すように心がける（現状がまだ決断できる段階になければ、"決定を延期し、しばらく経過観察"という結論になることも）。必要時には、今後の状況変化を想定し、こうなった時にはこのように対応するという見込みも伝えておきたい。

　嘱託産業医は、事業場にいつもいるわけではないので、担当者を教育やOJTなどによってキーマンとして育て、産業医への相談が必要な状況を適切に判断でき、産業医が不在でも、ひとまずの対応ができるように導いておきたい。担当者と協働できるようになり、加えて、職場のキーパーソンも巻き込めれば、産業保健活動が企業風土・特徴などにあった形で展開できるようになる。

---

2 ｜ **筆者が「月3時間の活動」を前提として嘱託産業医を引き受けた際の産業医活動の進め方**

　事業場が（実質的に）初めて産業医を迎え入れる際の嘱託産業医の活動の進め方（始め方）を、A社（仮想の中小企業）を舞台に、安全衛生委員会の活用を中心に、最初の6か月ほどをみてみたい。

> **A社概要：製造業（インフラ関連資材）、従業員数約240名**

（1）契約前の顔合わせ

　知人（嘱託産業医仲間）の紹介で、産業医を探しているA社の担当者とその上司（総務部長）と面会した。本件のきっかけは、トッ

プからの指示とのことであった（詳細は、後日、トップに直接尋ねることとした）。まず、こちらから、産業医の役割と基本的な活動を説明し、先方からは、企業・事業場の情報等が語られた。敬意を払いつつ話を聞いた後、Ｗｅｂ情報も念頭に質疑応答を行った。

　次に、現状確認として、「Ａ社では、健康管理として何をやっていますか？」と尋ねた。担当者は、「我が社では、健康診断を毎年実施しています。未受診者にしつこく声をかけるので、煙たがられています」と苦笑。上司に受診率を尋ねると、担当者の方を見ながら「80％くらいかな？」。担当者が、「いえ、部長！毎年、100％近く、昨年は98％でした」と答えた。どうやら、Ａ社の健康管理は、もっぱら健康診断で、それも担当者任せのようであった。そこで、「産業医が関わることで、（社員のヘルスリテラシーが向上し）社員が自ら健診を受診し、二次検査も自主的に受けるような職場の雰囲気をつくりましょう。そうなる過程で、他にも健康面・衛生面での様々な改善も進みます。一緒に取り組みましょう」と伝える。

　次に、いま困っていることや産業医への要望について尋ねると、「思い当たることは特にない」とのこと（もっとも、この段階での「ない」は当てにならない）。諸活動の概要を確認すると、安全衛生委員会は実質的に非開催で、衛生管理者も機能していなかった。

　前任の産業医の退任・交代の経緯等を確認し、続いて、産業医契約に向けての協議を行う。最後に、正式契約後には、トップにご挨拶しお話をうかがいたい旨を申し入れた。

(2) 初回出務

　最初に、トップへのご挨拶と意見交換を行う。その中で、「Ａ社は創業100年の中小企業で、これまで業績は良好だった。近年、マーケット縮小や様々な条件悪化が重なり、いまは変革が必要な状況にある。新しい取組みが必要で、やや官僚的だった社風を、自由闊達な社風に変えたい。若手に声を上げて欲しい。社員にはこれまでとは異なる活躍を期待し、その分、ストレスがかかるので、健康管理

の充実を指示した」との情報を得た。産業保健の必要性、産業医の役割や役に立てそうなこと等を伝えた後に、意見交換を行った。最後に、トップに、今後も定期的に面会していただく確約を得た。

　産業医としては、まず、職場をじっくりと診る。初回の職場巡視は、社員が普段働いているところに加え、立ち入ることがありえるところを隅々まで拝見し、職場理解に努める。続いて、産業保健の現状等を確認する。いたずらに不備を指摘したりせず、現状理解とこれまでの活動の把握に努める。就業規則等、産業医業務と関係しそうな社内規程・基準等にも目を通した。

　次に、安全衛生委員会をすぐに立ち上げるべきと（その利点等を含めて）伝え、安全衛生委員会の基本的事項・必要要件等を共有し、開催に向けた早急な準備を依頼する。若手担当者が、衛生管理者になる予定とのことで、資格取得方法を助言した。加えて、急ぎの対応が必要な状況や、産業医への報告・相談が望まれる状況・ケースについても説明した（幸い、対応が急がれる案件はなかった）。

Memo 焦らずいこう！

　産業医活動が初めて展開される事業場では、問題・不備や課題も多く、一気に活動を進めたくなる。ただ、改善を急ぎすぎると、事業場・担当者に理解不足・消化不良や他者依存等を引き起こし、結果として混乱等を招くので、少し時間をかけても、着実に進んでいきたい。特に、関係性をつくることが大切な初期段階では、問題点に気づいたから指摘するという短絡的な行動は慎みたい。もちろん、早急に改善が必要な法令違反や、安全配慮義務上のリスク等があれば指摘するが、その際には、より丁寧な説明と対応が必要となる。

(3)　2回目出務

　今後の定例スタイルを意識し活動（次回以後も以下の①、②、③、⑦は原則実施）。

①　**状況確認**　前回出務以後の衛生・健康・安全面の状況確認（例：

業務上の健康影響事案や労働災害の有無、長時間労働状況、衛生関連の問題・課題、社員からの声、体調不良者・休業者の有無、診断書の提出状況とその内容、感染症発生状況等）。何か対処が必要な場合は、担当者や関係者にわかりやすく説明した上で対応。

② **職場巡視** 有害要因のある職場等を中心に巡視（健康障害予防状況を確認）。初期の巡視には、産業医の職場理解・現状把握に加え、産業医の来社を社員にアピールする意味合いもある。

③ **安全衛生委員会** 会社が準備した委員会に関する案をベースに、次月スタートに向けて協議。トップの意向を受け、委員会自体を会社を変える取組みのひとつとして捉え、委員には各部署から期待の若手を指名し、前向きな活動を目指す。

④ **健診事後措置** 健診の意味・意義を伝え、直近の健診結果をひとまず確認。就業配慮・至急受診等の必要最低限の対応を行う。特殊健診・作業環境測定の結果も確認。問題点等は優先して対応。

⑤ **長時間労働対応** 現状・課題の確認（多忙者の健康状況チェック、面接指導の条件等を指導）。

⑥ **ストレスチェック** 実施状況・課題・結果・対応を確認（社員は不安なく本当のことを書けているか？集団分析の結果は？）。

⑦ **担当者との協議** 活動における疑問点等を話し合う。初回出務時に確認したコンプライアンスレベルの課題の改善に向けた進捗等も協議。

 Memo サービス的対応

　事業場側のニーズ（例：「過重労働をいますぐになくしたい」）があれば、本来は産業医が対応すべきとは言えない案件でも、できるだけ対応を進めたい。産業医に相談したら改善するという実績づくりに向け、一緒に課題整理しながら対応を検討したい。

（4）3回目出務

　活動の優先度は、事業場ニーズ・安全衛生状況・突発事案・社員の健康状況等で決まるが、A社では、安全衛生委員会の立ち上げを優先して対応できた（以下、安全衛生委員会を中心に記載）。

③　**安全衛生委員会**　初回の安全衛生委員会では、最初に、産業医が衛生講話として「安全衛生委員会について」、「産業医とは」というテーマで、安全衛生委員会の意義や役割等をレクチャー。次に、各委員に各自が感じている職場の衛生等に関する課題について発言してもらい、全員で協議した。さらに、広く課題を拾い上げるべく、次回の安全衛生委員会までに各委員が同僚らと協議・検討し、課題を洗い出し、次回の安全衛生委員会で報告するように依頼した。

　次に、付議事項でもある衛生教育の大切さを伝え、多くの社員に知識・情報を伝える方法について協議（その後、数回の協議、トップへの報告と了解を経て）、下期から、安全衛生委員会を午後一番に開始し、冒頭で衛生教育として衛生講話を行うことになった。講話（昼休み明け10分）は、委員でなくても参加自由としていただいた。以後、産業医の来社日を講話テーマ名とともに毎月広報することで産業医周知にも役立った。

　当日には、担当者・幹部との個別面談もデモ的に実施できた。面談の良さを実感してもらう呼び水効果に加え、彼らとの個人的な距離を縮める意味でも有効であった。

 Memo 優先順位
　嘱託産業医には時間的制約があるので、やるべき業務を優先し、業務範囲を限定せざるをえない場合もある。担当者等と各事案の優先度について共有（産業医の興味がバイアスにならないよう留意）し、限られた時間を有効に使う段取りができるように導く。

(5) 4回目出務

③ **安全衛生委員会**　前回の委員会で各委員に検討依頼した課題や気になる点を報告していただいた後に協議し、課題解消に向けて優先順位を決め、対応を開始する流れをつくれた。次に、健康相談の受けつけ方についても討議した。手をあげやすくする工夫として、（安全衛生委員会での協議を受け、企業としても検討を行っていただいた上で）相談希望時に、（職務上、不要ならば）上司への申し出は必要なく、担当者への連絡のみで面談可となった。

④ **健診事後措置**　健診実施後には、就業判定等の事後措置を行う。医療機関受診（要治療、要二次検査）についても、担当者の協力を得ながら対応（非医療職への無用なストレスを避けるため、該当社員には産業医から受診指示が出ていることのみを伝達）。

⑤ **長時間労働対応**　面接指導を数件実施し、状況の改善に関して協議した。なお、当日は、職場巡視は、時間の関係でできなかった。

 Memo 外部資源活用

　時間的に、健診事後の保健指導にまでは手が回らない。そこで、健診機関に保健師による保健指導を依頼。他に、メタボ社員の労災保険「二次健康診断等給付」への誘導、40歳以上社員への特定保健指導の勧奨も試みた。

 Memo 労災保険「二次健康診断等給付」

　定期健康診断でメタボであることが判明した社員に、脳・心臓疾患の発症を予防するため、二次健康診断（頸部エコー検査など）と保健指導が、労災保険から給付される制度。費用負担はなく、本制度届出医療機関で、検査と保健指導を受けることができ有用である。

(6) 5回目出務

③ **安全衛生委員会** 委員会でこれまでに協議した課題等の進捗を確認。また、産業保健諸活動についても、現状・課題を確認し、今後の改善案等を協議した。

⑦ **担当者との協議** 半年の活動のまとめを意識し、あわせて、法令要求事項等での未対応・未達成事項等を共有し、これまでの活動と今後求められる対応について整理した。

Memo 事前協議

　担当者は、産業医との協議や安全衛生委員会での討議等を受け、資料を整理した上で、論点や要検討点をまとめた。次回出務前に別日程で、担当者・上司と産業医での協議を行った。その結果、課題・活動の一部は、次年度以後に持ち越すこととした。

(7) 6回目出務とそれ以後

③ **安全衛生委員会** 諸活動（委員会・巡視・健康診断・ストレスチェック等）を、各月での実施事項等も含め、「年間活動計画表（案）」に落とし込み、各事項を確認し、課題も整理した。また、順次、必要な体制整備・規程整備についても検討し、復職（時短・リワーク）や両立支援（休暇、勤務制度）等の取り組みに繋げていった。

Memo プロジェクト対応での改善

　委員会で議論する中で、テーマによっては、プロジェクトチームを立ち上げて対応することもあった（委員以外のメンバーも追加招聘）。改善が進むことが多かった。担当後数年間のテーマとしては、受動喫煙対策、休憩時間確保、委員による職場巡視、職場環境改善、健診見直し、救命救急講習等があった。

半年後および１年後のトップとの定期面会では、それまでの取組み、現状・課題・計画・見込みや委員会での討議概要等を要判断（決裁）事項とともに伝えた。トップからは前向きな決定をいただき、一次目標クリアに向けて活動を推進できた。

3 筆者が考え、大切にしている、質の高い嘱託産業医活動を行う上でのポイント

　筆者が大切にしたいと考えているポイントを、以下に３点述べてみたい。

(1) トップとの定期的な意見交換

　企業における活動は、トップの意識ひとつで大きく変わる。産業医が、トップに会って、トップの理解や意識を確認し、産業保健に取組む必要性・意義を伝え、現状・課題や改善への取組みを継続して伝えていきたい。そうすることで、トップの理解が進み、意識は変わっていく。また、トップへのレポートラインができると、産業保健活動がやるべきこととして認識され、担当部署・担当者が活動しやすくなり、自ずと活動への真剣味も増す。定期的意見交換で、経時的に現状・課題・計画・進捗状況を共有することで、活動が全体として評価され、担当部署の評価項目となり、さらに、活動が促進される。トップが前向きになれば、活動は一気に進展する（中小企業では、トップと社員の距離が近く、効果はより大きい）。

(2) 社員の実感

　活動を行う中で、社員の実感を常に意識しておきたい。産業医や担当者が状況は改善したと思っても、そこで働く人が実感できていなければ意味がない。最近は、様々なシステム的取組みが増え、ともすると、形として体制を整えることが目的化してしまう危惧もある。その分、働く人の実感を評価軸としておくことで、社員のため

になる活動、社員に届く活動を行うという意識を保ち、活動の方向性を間違うことなく、さらに、社員の活動への理解・協力も得やすくなる。前向きな実感は、さらに改善を進めようというモチベーションにもなる。企業・トップも、社員が改善を実感していることは嬉しいことで、さらなる活動充実につながる。実感を伴う改善状況下では、働き方や生活習慣は改善に向かい、働く人を取り巻く環境も健康的・衛生的になって、個人と組織のヘルスリテラシーがともに高まり、健康風土・健康文化の醸成につながる。

(3) 情報入手

　嘱託産業医は、月に数時間しか事業場にいないので、入手できる情報が限られ、しかも偏っている危惧もある。意識して情報を広く入手し、必要に応じて追加で情報をとり、正しい状況を把握しようとする努力が必要不可欠である。出務時の担当者とのやりとりや諸活動（職場巡視、委員会での協議、各種面談での聴取事項等）からも意識して情報を入手したい。加えて、掲示物や雑談（委員会開始前や早めに到着した際の歓談、歓送迎会）等からも貴重な情報が得られる。さらに、社員が相談しやすくなるように努め、各種教育（管理職研修等）を行うことでも、情報が入るチャンネルが増え、より良い活動につなげることができる。

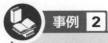

事例 **2**

産業保健活動を「人」「現場」「会社」「社会」という視点から捉え、
事業場に必要な産業保健サービスを提供する

古木内科医院
院長　古木 勝也

1 ｜ 私の基本的なスタンス

　私自身、産業保健（産業医）活動を３管理、５管理という視点からではなく、「人を知る」、「現場を知る」、「会社を知る」、「社会を知る」という視点から捉えており、その活動は、企業活動の一つであるということを基本的な軸、スタンスとして持っている。

　産業保健活動は、近年、社会の変化に伴い、様々なセグメントが加わり、また、トレンドもたくさんあるため、本来やるべきことが見えにくくなっている現状がある。

　そうした多岐にわたる活動の中から、自分が関わる事業所に必要なものをきちんと見定め、どのような産業保健サービスを提供していくかが、今後の産業保健活動にはとても大切なことである。そして、その根底にある「ぶれない軸、ぶれないスタンス」を活動の基盤に据えることが最も重要であると筆者は考えている（図表１）。

2 ｜ 我々が出来ること

　限られた時間（月３時間、年間36時間）の中には、法律を遵守する活動も含まれており、（安全）衛生委員会への出席、職場巡視には相応の時間がとられることになる。

図表1　私の産業保健活動の基本的なスタンス

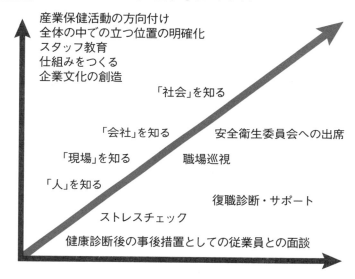

産業保健活動の方向付け
全体の中での立つ位置の明確化
スタッフ教育
仕組みをつくる
企業文化の創造

「社会」を知る

「会社」を知る　　　安全衛生委員会への出席

「現場」を知る　　　職場巡視

「人」を知る

復職診断・サポート

ストレスチェック

健康診断後の事後措置としての従業員との面談

　つまり月1度の事業所の訪問のうち、この衛生委員会への出席と職場巡視にかかる時間は約2時間程度（事業所の規模、総敷地面積にもよるけれども）であるとすれば、その他の活動に対しては約1時間程度しかかけられない状況となる。この時間は大変短く、健康診断後の事後措置として従業員の面談をするにしても1人あたり約10分で計算すると、1時間では約6名。年間としては、わずか72名の面談しかできない。面談時間を短くして5分計算にしても年間144名の面談までしかできないこととなる。想定している300名規模の事業所（後述）においては、全員に面談するとなると2年以上の時間を要することとなる。

　また、メンタルヘルス事例や職場復帰を支援する事例が発生した場合にはその対応等にさらに時間がかかるため、そのための予備の時間もある程度は確保しておく必要もあると思われる。

　以上のことを考えると、限られた時間（月3時間、年間36時間）で、

我々が産業保健活動をしていく場合、専属産業医と同等の産業保健活動が出来るわけではなく、また、従業員のすべてのニーズ（潜在的なニーズも含めて）にも応えられるわけではない。その活動を展開していくにはどうしても優先順位を付け、そしていかに効率化を図っていくかということも考えていかなければならない。

　さて、その優先順位の付け方であるが、私自身、職場のリスクが人体に直接影響のあるもの、不可逆的な変化が起こるものに対しての対策を優先順位の最上位とし、その他のリスクについては対象人数、かかる時間、かかるコストという観点からも吟味して優先順位を付けている。

3 ｜ 想定事業場のイメージ

製　造　業：電気部品製造
　　　　　　特定化学物質、有機溶剤、鉛などの化学物質を使用
　　　　　　プレス系のラインもあり、騒音職場もある
従業員数：300名（男女比は2：1）、平均年齢40.2歳
　　　　　　徐々に平均年齢が上がり、健康診断の有所見率は年々
　　　　　　上昇傾向

　健康診断とストレスチェックについては、企業外労働衛生機関により実施され、近年、在職中に死亡した者があったこともあり、健康診断の項目は法定項目だけでなく、充実した内容となっている。
　衛生管理者2名（うち1名は、専従に近い状態で事業場の安全衛生活動に従事）、産業保健スタッフ（看護職）も1名（嘱託）在籍している。

4 産業保健活動の展開

　まず、どんな「人」が働いており、また、どんな「人」が産業保健活動に関与しているのか探るところから個人的にはスタートする。

(1)「人を知る」

　「人を知る」という視点は、医師であればすべての人が備えているであろう。実際に面談すること、健康診断の結果やストレスチェックの結果など、産業保健活動の中で「人を知る」場面は実に多い。出来ることなら全員に面談することを軸にしたいが、嘱託産業医の場合には前述の通り、時間的制約があるため、最初の段階としては、ストレスチェックで高ストレス者や過重労働となっている従業員から面談を始めるのが妥当と思われる。あるいは、時期的に健康診断が実施されていれば、所見のある従業員から面談を始めても大きなリスクは回避できると思われる。前述した優先順位を考慮すると、生命に危険の及ぶケースを最上位にすると、その判断としてはブレが生じないと思われる。

　従業員との面談は、健康リスクを見出す側面もあるが、もう一方では、我々産業医自身のことや、その活動自体を認識してもらう重要な場面でもある。

　医療系の産業保健スタッフがいる場合には、健康診断後の事後措置としての面談の実施が出来ない従業員、あるいは高ストレス者でも面談を希望しない従業員には健康相談の一環として面談をしてもらうと、より効率的に実施していくことができる。

　高ストレス者で面談対象者は約３％であったが、その原因は恒久的な長時間労働をしているということが示唆された。このことは、長時間労働の従業員に対して面談を実施した折に感じたことと同じであった。そのほか、生活のリズムがやや崩れて、睡眠の質が悪くなっている従業員が少なくないことも、ストレスチェックの結果より示唆されたが、多くの従業員のパフォーマンスの低下も現場からの声としても挙がっていた。この対応としては、長時間労働の是正だけでなく、睡眠へのアプローチも必要であり、このアプローチは、事業所の生産性にも直接影響を与えるし、対象者は従業員全員ということにもなるため、優先順位は高いと考えた。

　ただ、時間や費用の問題もあるため、健康診断後の事後措置やそのほかの面談において、睡眠へのアプローチの項目も加えることとし、効率化を図りながら実施していくことを提案した。

(2)「現場を知る」

　産業医制度の創成期より産業保健に多大に貢献され、日本の「産業医の父」とも呼べる存在であった荘司榮徳先生がまだ駆け出しの頃に、「労働者が行くところすべて見せてほしい」ということで始まった職場巡視は、まさに医師としての視点と企業活動の視点を融合させるものであったのではないかと想像される。私自身、こうした視点で従業員が関わる全ての働く現場を巡視しようとしている。「人を知る」という視点で、面談や健診の問診票の記載で気になった従業員の症状（特に筋骨格系について）についても、職場に出向くことによって、その「答え」が明確になることも少なくない。

　まずは職場巡視をしてみる。化学物質を使用する職場において、作業者自身、きちんと防毒マスクをして作業をしていたが、溶剤（新規化学物質）でふき取り作業に使用したペーパータオルを捨てるゴ

110

ミ箱には蓋がついていなかった。また、使用された容器の蓋は閉じられているが、容器から別の容器に移されたものには蓋がなく、溶剤は気化してしまう状況が見受けられた。そのほかの化学物質の保管状況、表示などについては問題がなかった。化学物質の危険有害性や取扱上の注意をまとめた安全データシート（SDS）を見てみると、この溶剤は新規化学物質（最初の時点で人体への影響については未知数）であり、恐らく人体へのリスクについてはきちんと把握されずに使用されているようであった。そのほか騒音職場の作業者はイヤーマフ、耳栓をきちんと着用していた。

国際基準に基づいて導入が推奨されている労働安全衛生管理体制（労働安全衛生マネジメントシステム）はすでに構築されて運用されていた。一見、うまく機能しているようであったが、その中には産業医の関与はなく、また、新規化学物質の採用については、特に議論する過程はないことがわかった。

前述した化学物質は、以前より慣習的に使われていたが、長期の暴露による人体への影響についての懸念があり、環境改善、作業方法についての改善等への提案をした。もちろん代替物質の検討も早急に検討すべきであると進言した（これはとても難しいことで、早急な解決には至らないことも多い）。

新規化学物質は、人体への影響が不明なことが少なくないが、後にがんのリスクとなることが判明し、特定化学物質に格上げされたケースも筆者は経験している。特に新規化学物質の人体への影響については慎重に考慮し使用すべきであると考える。

様々な産業保健活動が実施される中、前述の通り、それぞれの活動についての問題解決の優先順位を付け、優先順位の高いものから実施をしていくこととなるが、新規化学物質については、健康影響がないことがきちんと判明するまでは、人体に影響があり、不可逆的な変化も伴う可能性があると考え、優先順位としては上位において対応をすることにした。前述の睡眠、生活のリズムへのアプロー

チは、その次の重要な課題として取り組むこととした。

　こうして優先順位をつける中でも大切なことは、産業保健活動の中の自分自身のぶれない軸、視点である。それに基づいた職場巡視や面談であるべきだと考える。

> 【コラム】保護具について
> 　保護具の着用について、夏の暑い時期に保護具（特にマスク関連）を着用するのは、体感温度も５度以上上昇するため、着用自体、負担感がある。耳栓はそうした負担感がなくつけられる保護具である。私自身、耳栓の着用は、その事業場の衛生教育の実態を診る指標としている。きちんと衛生教育がなされている事業場では、耳栓は100％着用されているが、衛生教育が行き届いていない事業場では着用率は低くなる。

5 ｜ 企業活動のベクトルの方向性との整合

（1）産業保健活動の方向性

　我々がまず目指すことは、自分たちの行う産業保健活動が企業活動として認められ、機能することである。認知され、機能していくためには、最初に、事業所が目指す活動の方向性と、我々の産業保健活動のベクトルの方向性とを一致させる作業を行うことが重要である。事業所によって、産業保健スタッフの活動のベクトルの方向性が向上していく場合もあれば、逆に、産業保健スタッフが事業所の産業保健活動のベクトルの方向性を高めていくこともある。

図表2　産業保健活動と事業所（企業）活動

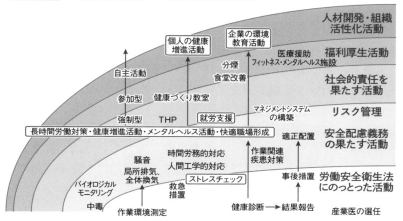

その産業保健活動の中において、企業活動のベクトルの方向性は次の5つに大別できる。

① 労働安全衛生法を遵守すること
② 安全配慮義務を果たすこと
③ 社会的責任を果たすこと
④ 従業員の福利厚生を高めること
⑤ 従業員の活性化や組織の活性化を図ること

　しかし、この5つの方向性は、必ずしも明確にすみ分け出来るものではない。様々な産業保健活動は法律を遵守するものでもあるし、福利厚生的なニュアンスもある。例えば、健康診断ひとつ取り上げても、労働安全衛生法を遵守するための項目に胃のペプシノーゲン、ヘリコバクターピロリ菌抗体などの血液検査を加えるとすれば、これは福利厚生のひとつとして実施していることにもなる。また、健康診断後の事後措置や健康増進活動は、ある意味では法律を遵守する活動でもあるし、また事業所の社会的責任を果たす活動でもあり、さらには、従業員の活性化や組織の活性化にも通じている。がんや

難病を持つ従業員の治療と仕事との両立支援についても、安全配慮を果たす面も一部あるし、事業所としての社会的責任を果たす面も多分にある。また、メンタルヘルス活動においては、様々なベクトルの方向性が存在する。ストレスチェックの実施は法律遵守の方向性もあり、ある意味、リスク管理という方向性でもある。これは事業所としての安全配慮義務を果たすことであるし、また、事業所としての社会的責任を果たすことでもある。一方、ストレスチェックをポジティブに活用し、職場の環境改善や、さらにはアクティブリスニングなどをメンタルヘルス教育に取り入れていけば、従業員とのコミュニケーションの活性化につながり、創造性を高め、組織の活性化という方向性へ広がることにもなりうる。

(2) 整合性の具現化

　「事業所（企業・会社）」の様々な情報（基本理念や方向性など）は、インターネットを通じて、簡単に得られる時代になっている。出来れば、新しく活動を始める事業所については、そうした情報を事前に調べておく必要がある。

　現場では、カウンターパートナーの話を十分に聞くことから始めたい。私の経験では、「これまで一番何に力を注いできましたか？」という質問により、カウンターパートナーは実に多くのことを語ってくれる。つまり、何より大切なことは、こうした事業所の方向性、また、事業所の理念やスタンスと、我々の目を通して必要であると思われる活動の方向性を出来る限り一致させるよう活動を展開していくことである。このように方向性を一致させていくためには、改めて時間を取る必要もなく、日常の会話、安全衛生委員会、職場巡視、従業員との面談など、ありとあらゆる場面でその方向性やスタンスについて議論をしていけばよいのである。

図表3 産業保健活動と企業活動のベクトル（方向性）合わせ

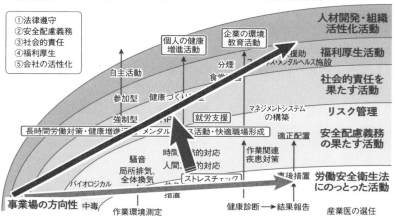

【コラム】クリニック

　中小企業に関わる産業医の多くは開業医が担っている。私自身も内科クリニックを開業している。クリニックがあることで、敷地外にはなるけれども、少し離れたところに健康管理室を持っているという認識を事業所の従業員に持っていただくようにしている。産業医活動はアウトリーチな活動だが、こちらの認識を少し変えて、クリニックを受診するという形だけでなく、次回の産業医訪問の日程まで待てないような案件については、クリニックに来ていただければ対応可能な状態をつくっている。嘱託産業医ではあるけれども専属産業医により近い、フルタイム対応出来る存在であればよいと思っている。

6 ｜ おわりに

　産業保健活動において経験的にこなしてきた内容を言葉にしてみると、私自身大切にしている基本的な軸・スタンスがあり、「人を

知る」、「現場を知る」、「会社を知る」、「社会を知る」という視点から活動をしていることを改めて実感した。

　今後も、少しでも産業保健活動を通じて従業員の健康が事業所（企業・会社）のベネフィットに寄与することを認識していただけるよう、健康文化を一緒に創造していけるよう活動をしていければと思っている。

　また、これまでの私の考え方や経験が、皆様の産業保健活動に少しでもお役に立てば幸いである。

[参考文献]
古木勝也、Jahng Doosub、森晃爾他著『ヘルシーカンパニーの実現』（バイオコミュニケーションズ、2001年12月）

116

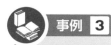

事例 3

数年間の時間をかけて会社や従業員とじっくりと向き合い、
「この産業医は信頼できる」との評価を勝ち取る

株式会社 JUMOKU
代表、医師　長井 聡里

1 嘱託産業医活動を行う際の基本スタンス 〜筆者のポリシー〜

　産業医活動を自動車運転に例えてみると、まず産業医資格（運転免許）を手に入れてマイカー（専属先企業）を買うか、レンタカー（嘱託先企業）を借りるかなど、同じ免許を使って自動車を運転するには違いないが、これは「似て非なるものである」と最初に言っておきたい。その違いを認識しておけば、嘱託産業医活動の困難さも面白みも理解しやすくなるだろう。

　マイカーは、手に入れてしまえば、あとは自動車（専属先）を知り尽くすことで、自分なりの運転技術で動き始めるし、いずれなじんでいく。一方、レンタカー（嘱託先）である嘱託産業医活動は、漫然と乗るだけだと、コツもつかみにくく自信もつかないが、図表の「知るべき3つのポイント」を最初に押さえておけば、案外、すんなり乗りこなすことも不可能ではない。

図表　知るべき3つのポイント

	何を	運転に例えたときの内容
①	自　分（産 業 医）	ドライバーとしての力量・性質・経験・興味など
②	相　手（会　　社）	自動車としての種類・性能・年数・使用目的など
③	社　会（業界背景）	運行経路としての状態・状況・運行計画など

一つ目の**「自分を知る」**は、初心者は運転を始めてみるしかないが、いくつか乗りこなすうちに自分の力量もわかり、磨かれていくことがある一方、性格やこだわりなど自分らしさゆえ、その自動車をうまく運転できないこともわかってきたりする。せっかく契約しても走らせてみなければ、いかにも名義貸し産業医のようなペーパードライバーのままとなる。

　二つ目の**「相手を知る」**は、どのような特徴や特性を持つ自動車かを知らずに運転するのが危険であるように、嘱託先の情報を可能な限りあらゆる方面から入手しておけば、経営陣とも従業員ともコミュニケーションが取りやすく、職場巡視時の注目ポイントも想定しやすく、トラブルも回避しやすい。特に、前任のドライバーはどのような評価を受けていたのか、なぜ自分に任せてもらえることになったのかを知ることは、その車の性能や求めている走りを理解することにつながる。三つ目のポイントにも関係してくるが、業界が停滞しているとき、社会状況が悪化しているとき、つまり自動車が渋滞に巻き込まれたり、悪路で苦戦したりの状況下では思うように動かせないのと同様、産業医がいくら理想を求め改善提案をしたところで、状況に合わなければ会社は動けず、逆にスイスイ走れるようなときに、転ばぬ先の杖を語ってもなかなか理解してもらいづらいものである。メンテナンスなのか修理なのか改造なのか、その自動車に必要な時機を見極めると同様、その会社に適切なタイミングを捉え、助言・指導や勧告できるよう、情報収集も事前準備も怠らないことが大切になる。

　三つ目の**「社会を知る」**ことは、質の高い産業医活動にもつながる要素であるが、今どのような環境でどのような道を走り、どこへ向かおうとしているのか、その自動車（会社）がどのような評価を受けているのか、目の前の交通ルール（法令遵守）で走らせるだけでなく、全体を見渡せば、いつ頃どこに問題が生じるのか、予見して言及できることも増えていく。安全・安心・快適な走りができないのは、自分の力量不足か、自動車の性能か人気か、道路や環境の

状況なのか、まるで運転するかのように嘱託産業医活動を眺めてみるとよい。

2 ┃ 嘱託産業医を引き受けた際の産業医活動の進め方 ～月３時間の活動を前提として～

　月３時間という時間配分は、活動先の規模や業種、産業保健スタッフの有無、産業保健の課題の内容などによって、想定される活動の優先度が異なってくる。大企業の支店や工場で、すでに本社を中心とした産業保健活動が構築されている場合は、常勤保健師がいたり、産業医訪問日に合わせ本社の支援があったりと、多くの活動がお膳立てされていることも多い。その場合は、粛々とその方針に従い、その企業のシステムにまずは慣れていけばよい。そして、保健師や衛生管理者のやり方に理解を示すことから始め、スタッフとの関係構築に努めるのがよい。はじめての嘱託産業医活動にとって、こうした条件が揃う活動は、まるで自動操縦の自動車に乗るようなものかもしれない。

　むしろここでは、産業医とはじめて契約するか、前任の産業医にはほとんど活動実績もなく、保健師もおらず、安全衛生委員会も形骸化しているような会社での産業医活動を紹介しておきたい。

パターン ① 職場巡視が中心の工場系の場合

＜職場巡視60分／安全衛生委員会60分／面談や打合せ60分＞

　従業員数が50名を超えてはじめて産業医と契約することになった、とある町工場である。会社側も、産業医が何をする人かよくわかっていない。安全活動は比較的活発に行われていたが、衛生活動は、定期健康診断の実施で終わっていた。安全衛生委員会のメンバーはどのように構成するのか、何から始めればよいのかと、全く受身の姿勢で産業医に頼ってきた。

　訪問してまず、職場巡視から始めることにした。定型の物づくり

119

の製造ラインと違い、大きな機材ごとに仕込みや入替え作業があり、塗装や装置の組立て、クレーンでの移動、高所作業、屋外作業もあり、従業員数の割に工場は広い。巡視所見は、その後に続く安全衛生委員会で講評し、関係者にすぐに共有される。産業医を見るのもはじめてとあって、何を指摘しても抵抗なく必要な対策を検討してくれる。通常は、費用がかかったり簡単に改善できないことには、耳を貸さなかったり、延々と言い訳するなど、対策が進まないことも多い。

　かえって産業医というものを知らなかったことが幸いしたのか、職場巡視で作業者に声をかけ、いろいろ教えてもらいながら聞いて回るうちに、他社で有機溶剤作業経験のあるアルバイトが、健康相談を申し出て、ここでの問題点をこっそり教えてくれた。ちょうどこちらも問題を感じて、それとなく口に出していたことだった。それをきっかけに有機溶剤について、安全衛生委員会で講話し、基本の労働衛生3管理でこの問題がどう解決可能かの道筋を中長期的に示すことができた。アルバイトが申し出ることがしやすかったのも、当初に、前年度の健診結果をざっと確認させてもらい、受診勧奨用紙をつくり、個別面談を計画し、それと同時に、健康相談を広く呼び掛けてもらったことが奏功したようだ。

　高所作業を例に、作業により異なる健康管理上のリスクを安全衛生委員会の中で説明し、健診判定時には産業医が作業などの情報を知らないと命に関わる判断ができないことなど、病院の医師とは違う産業医の職務を理解してもらった。それまで有所見のまま放置状態だった人たちも早速、病院に行って、次々と治療を開始し、改善を報告してくれた。工場長からメンタルヘルスを心配された従業員の面談も実施し、家庭の事情など、上司にはなかなか言いづらかった本音をカウンセリングマインドで聞き出し、文書化せずに、職場で可能な配慮をフィードバックして、結果、うつ病に至らせなかったこともあり、産業医の健康相談意義を理解してもらえたようだ。

　職場巡視では、エリアごとの責任者が対応してくれ、安全衛生委員会では工場長はじめ、みんなが他部署の問題であっても熱心に討

議に加わってくれた。熱中症対策もこの工場では要であり、情報提供後はすぐに作業休止のルールもつくられ実行されていった。

　工場長は、産業医の指摘を単に真に受けるでもなく、その理屈はどうしてなのか疑問をその場その場で聞いてくれるため、みんなの前で詳細を説明することができ、管理職も従業員も納得して動ける土壌ができたのだろう。1年後には、製品の品質を落とさないことを確認しつつ塗料の大規模な見直しが実現し、職場全体から臭気がほぼなくなり、同時に、大幅なコスト削減も実現して、産業医活動に高評価を得ることができた。改善過程が良く見える会社であり、今後は、職場巡視や安全衛生委員会の時間を少し減らしてでも、ストレスチェックや健康づくりにも取り組んでもらえるよう、安全衛生活動計画の作成を助言・指導していこうと考えている。

パターン ② メンタルヘルス活動中心のオフィス系の場合

＜打合せ兼衛生委員会15分、メンタル事例の復職面談60分、残業面談や事後措置1人15〜20分、残り時間で健診判定、その日のフィードバックと次回以降の打合せ15分＞

　ここでは、400名規模の企業で、地方工場にメンタルヘルスの休復職者の多い、本社の活動事例を提示する。本社でははじめての本格的な産業医活動となるため、人事は、全社の事例全部について助言を求めてきた。当初、産業医契約の範囲を、本社以外は健診判定のみで、ケース相談は目の前にいる人たちに限りたいと考えたが、人事の困り具合を見て相談に乗るうちに、メンタルヘルス体制の構築を提案すべきと考え、可能な限り対応することにした。特に地方工場は、選任された嘱託産業医もいるのに、メンタルヘルスの判断は主治医の診断書通りのため、容易に再発を繰り返すことに会社も困り果てていた。当初、地方工場の事例をなんの断りもなく連れて来られ面談させられたが、地方工場の産業医にも、メンタル事例は本社で休復職判断をすることの了解を得てもらった。会社は、メンタル事例の面談時間を計りかねていたが、初回面談は、ケースによっ

121

ては60分かかってもおかしくないこと、場合によっては管理職も面談に来てもらうこと、その他の健診事後措置は15〜20分で設計可能なことなどを説明して、毎月のスケジュール管理をしてもらうようにした。メンタル事例が数件重なると健診判定時間も確保できず、職場巡視も未実施だったが、衛生管理者に就業判定の意味を教え、優先度の高い有所見者を見逃さないための事後措置スタンプをつくった。

　地方工場のメンタルヘルス体制については、途中フォローのためにカウンセラーと契約してもらい、本社まで呼び出すケースを減らしていった。これらを可能にしたのは、訪問の開始時と終了時に、衛生管理者だけでなく、人事部長や人事担当役員との事前共有とフィードバック時間を必ず入れてもらえていたことによる。たとえ10分でも、重大案件の判断を即座に示し展開してもらえるよう、キーマンを誰にするかを見極め、話し合う時間が必要不可欠であったからだ。

パターン ③　その他、時間配分の実践的な例外ケースの場合

　とある事情があり、産業医活動は1時間のみの契約がスタートした。前任の産業医はほぼ名義貸しの状態で、ストレスチェック実施をきっかけに辞めたいと言い出したそうだ。機械部品組立の製造業で、200名規模の工場である。

　はじめての訪問日、工場長である役員と安全衛生委員会事務局の総務部長とが、応接室に迎えてくれ、世間話が始まった。初回だからこれからのことを打ち合わせすればいいと気楽に話し始めたが、どうもストレスチェック制度に懐疑的で、メンタルヘルスの事例でも出たら厄介なことになると腰が引けているのが感じられた。こちらの思いも伝えながらではあったが、あっという間に1時間が過ぎた。2回目の訪問も、応接室に通され、世間話が始まったが、一向に動いてくれる気配がない。また、ストレスチェックへの疑問を工

場長がしきりに訴え、明らかに産業医に何をしてもらえばいいのか
わかっておらず、「工場など見学させても何もわからんだろう」と
いう態度が見え、訪問は空しく終わった。そして3回目も、あろう
ことか工場長は急きょ不在になったらしく、総務部長とだけ、また
応接室で話すことになった。困ったことになった。安全衛生委員会
はともかく、職場巡視にも行かせてもらえない。けれど総務部長の
言葉の端々から、ストレスチェック制度は義務だからやらねばなら
ないという覚悟があることや、そのためにどうしたらいいのか不安
であるという気配をつかんで、ここだと理解し、制度運営をどうす
れば安心かをにこやかに説明し、情報提供して帰ることにした。こ
の1時間が次の展開を変えた。

　4回目は、産業医訪問日に安全衛生委員会を合わせてくれ、とう
とう従業員の待つ会議室へ通してもらえた。通常なら30分程度で終
わるところを少し延長して話す機会をつくってくれた。産業医とし
てどんな関わりを持ちたいと思っているか、メンタルヘルス対策が
なぜ必要かなど、産業医は従業員の皆さんの味方であり、現場を知っ
てこその活動であることをアピールさせてもらった。

　5回目は、季節柄、熱中症対策の話題を用意し、安全衛生委員会
に臨んだが、工場は空調も効いており、自動車通勤がほとんどで、
それほど困った環境でもない反応だった。それでも、水分補給の話
に、日頃なかなか身近に聞けないような面白いことを話す医者だと
思ったのか、工場長が熱心に反応して聞いてくれ、安全衛生委員会
は、1時間を目いっぱい使わせてくれた。

　そこから少しずつ工場長の態度が軟化し、産業医講話が毎回の委
員会でみんなの楽しみとなっていった。うれしい一方、「いつになっ
たら職場巡視に行かせてもらえるのだろう」と残念だったが、一つ
の策があった。安全衛生委員会の中で毎回、委員が順番に安全パト
ロール結果を写真で報告していたのだ。この写真で見える範囲から、
衛生観点に限らず安全も含め、産業医として職場巡視代わりに、極
力、意味のある質問や改善の指摘をすることにした。細かいことを

言い過ぎず、しかし、的確な指摘を見逃さずやんわりと伝えていった。有機溶剤の話題も出たので、工場を見たいと最後の５分を巡視にもらった。思った以上に課題も随所に見えたが、今日見るべきは、有機溶剤に関連する局所排気と割り切った。その場では、作業姿勢含め問題点も垣間見えたが、事情を聴くに留めた。

　次の訪問日、思い切って局所排気の基本を説明しながら、前回の巡視所見を詳しく書面で提出した。これには図星過ぎたのか警戒されたらしく、しばらくまた職場巡視の機会は遠のいてしまった。しかし、現場責任者らは改善すべきはするとの思いがあって、私の発言にも真剣に意見を交わすようになってくれた。もとは、安全衛生活動が活発に行われていたようで、写真に対して私なりの見解を指摘すると、「そういえば昔はこうだったな…」と年配者がかつての経験を発言してくれるようになった。

　一方で、ストレスチェックも無事に終え、高ストレス者医師面接で就業配慮の意見書も発行し、事後措置という産業医らしい活動にも信頼を得て、２年目からは、手つかずだった健康診断事後措置の話にやっとこぎつけることができた。たまに帰り際に立ち話で健康相談を始める委員も出てきた。しかし、１時間という活動時間では健診判定は実現せず、追加時間と費用の概念がなく（健診機関の判定が就業判定と思っている）、こちらもどこまで精緻に進めるかためらった。幸いなのは、安全衛生委員会では産業医講話を楽しみにしてくれ、そこで意見が活発に交わされていたこともあり、衛生活動の種蒔きを心掛けるようにしていた。

　３年目に入り、思い切って講話の材料は提供しないことにした。安全配慮義務と自己保健義務を説明し、就業判定は医療機関でできることではなく、皆さんの働き方や現場作業や環境を知る産業医が判断すべきこと、そのために職場巡視や個別面談が必要なことなど、あらためて説明し、議論の種蒔きをしてみた。すると、次はあそこを、その次はここをと巡視箇所を用意してくれるようになり、個別相談のためにラインを離れることも配慮できるとまで言い出してく

れ、健康相談を言い出しやすい方法を考えようと、衛生活動の芽生えが始まった。

こうなると、産業医活動は月1時間では足りず、いつか月3時間が基本の活動になっていくだろうと実感している。

3 │ 質の高い嘱託産業医活動を行う上でのポイント
〜筆者が考え、大切にしていること〜

私の場合は、子育てするかのように会社や従業員とじっくり向き合うのを得意とし、短期間で成果を出そうとは基本的に考えない慎重タイプである。相手の長所と短所を理解するまでは、むやみに問題を指摘せず、事情を聴く側に徹し、ほめる、寄り添う、ここぞというときを見極めてすかさず厳しいことを言い、適切な問題解決を図る。そうすると、「この産業医なら信頼できる」と一目置かれ、その後の活動は円滑になる。当初の1年間は観察期間であり、ここぞという瞬間はどこなのか、ジャブを打ちながら探りを入れる。2年目はこちらも動きやすくなり、3年目には、放っておいてもあちらから動き出してくれるという活動パターンが生まれる。

また、質の高い産業医活動は、レンタカーでもマイカーのように愛着を持ち、メンテナンスを任せきりにしない。「先生は何科がご専門ですか」と聞かれたら「産業医学です」と答える。ある会社で「前の産業医は病院のような態度だった」と嫌われていたことも聞いた。いかに社会背景を理解して相手を知ることに徹するか、一見、関係のない世間話のような会話の中に、これらを知るきっかけをつくり、引き出しを見出し、次の正当な委員会のチャンスに発言できるようにしておく。「この先生、現場をよく理解しているな」、そう思わせることができれば、産業医活動は円滑に進んでいく。複雑な会社を担当するなど、特殊車両を乗りこなしてみたければ、自分の技量を上げるべくさらなる専門性を極めていけばよいだけである。

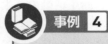

事例 **4**

適切な優先順位をつけて計画的に産業医実務に取り組むことで、限られた時間の中でも質の高いサービスを提供する

労働衛生コンサルタント事務所オークス
竹田　透

1 嘱託産業医活動を行う際の基本スタンス

医学の専門家として事業者を支援

産業医の選任は、労働安全衛生法（以下、安衛法）第13条に規定されており、労働安全衛生規則（以下、安衛則）第14条第1項には9項目にわたって産業医の業務が列記されている。したがって、産業医活動は法令に示された事項を実施することが求められると考えられることが多い。

安衛法第1条には、「この法律は、労働基準法と相まつて、労働災害の防止のための危害防止基準の確立、責任体制の明確化及び自主的活動の促進の措置を講ずる等その防止に関する総合的計画的な対策を推進することにより職場における労働者の安全と健康を確保するとともに、快適な職場環境の形成を促進することを目的とする。」とその目的が示されている。この最後の部分の「労働者の安全と健康の確保」および「快適な職場環境の形成」を事業者が行う上で、医学の専門家として支援を行うのが産業医であるといえる。

産業医活動：法令の規定と実際

さて、法令で示されたことを実践すれば、この目的を果たすこと

はできるであろうか。実は、安衛則に示される産業医の業務も、例えば、「作業環境の維持管理に関すること」や「作業の管理に関すること」など、かなり幅のある表現になっている。産業医は、安衛法の目的を果たす上で、担当する事業場では法令に掲げられた業務の中で何が必要であるかを適切に判断し、実践することが求められる。更に、安衛法では労働者の健康管理について事業者に対し様々な実施事項を定めているが、産業医として健康管理の実務に携わっていると、法令に示された優先順位が、医療上の優先順位と異なる場面に遭遇することがある。例えば、定期健康診断で収縮期血圧が200を超える労働者がいた場合、当然、大至急医療機関を受診し、診療を受けて安全なレベルへの降圧を図ることが医療上の対応となる。この産業医が労働者に受診勧奨する行為は保健指導に該当し（安衛法第66条の7）、努力義務規定となっている。一方、事業者が健診結果に基づき、医師から就業に関する意見を聴取し（安衛法第66条の4）、就業配慮を実践すること（安衛法第66条の5）は、法律上の義務規定である。努力義務とは、条文において「〜するように努めること」などと示されるもので、法律上の義務ではないため違反しても罰則の対象にはならないが、当然そうすべきでありそのように努めなければならないもの、とされる。したがって、法令上の対応を考えると、義務規定の方が優先順位は高く、努力義務規定がそれに続くことになり、前出の事例であれば、医療機関への受診を勧奨する保健指導より、就業に関する意見聴取と配慮（例えば休業にする、あるいは残業禁止などの就業制限をする）が優先されることになる。こう説明されると、医師の本来的な責務からのズレを感じるであろうが、実際には、このケースでは優先順位が高いのは、その場の労働者の生命を守ることであり、その上で事業者の安全配慮義務の履行サポートも速やかに実践することである。しかし、嘱託産業医は活動時間が限られるため、優先順位をしっかり意識して取り組まないと、医師としての感覚で医療上の必要性を意識するあまり、法律上の優先順位に対する意識が低くなり、事業者あるいは労

127

働者にとって必要な対応が抜け落ちる危険性がある（専属産業医の場合は、優先順位が多少前後しても時間をかけてすべての事項に対応する、という方法があり、この優先順位を適切に判断することは嘱託産業医により強く求められる）。

優先順位に基づく活動

　優先順位に関する概念図を示したが（図表1）、ここにあるように①の法律上も医療上も優先順位が高い事項は、当然積極的に行われる。問題は②と②'の扱いである。もちろん両方とも対応が必要であるが、時間の制約がある場合には対応を次回にしても良い事項は何かを判断し、当日対応しなければならないことを優先して実践することになる。もし、いずれも次回訪問まで待てない場合には、時間を追加して対応する方法を準備しておくことも重要になる。③は、対応しなくても良い事項ではなく、優先順位は高くないものの実践することが望ましい事項である。ここに分類される事項は、将来的な課題と位置づけ、産業医活動を継続的に行う中で優先順位が高い課題の解決とともに、経時的に取り組んでいくものとなる。

　法令に関する優先順位に関係するのは、法律上の義務、努力義務の他に、指針や通達に示される事項もある。一方、医療上の優先順

図表1　産業医活動の優先順位（概念図）

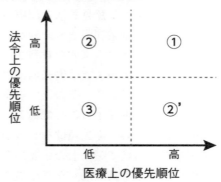

128

位については、医療の専門家の判断で決めるものであるが、そこに事業者の希望（例えば、まずメンタルヘルス対策を積極的に行ってほしいというような要望）も寄せられる。活動時間に制約のある嘱託産業医が産業保健の目的を果たすには、法令上・医療上の優先順位をしっかりと意識した上で、医療の専門家として健康管理などの実践を行っていくことが重要である。

2 | 産業医活動の進め方（月1回3時間）

　新たに事業場と契約をして嘱託産業医として活動するには、「契約前の事業者との産業医業務についての確認」、「契約先事業場の理解」、「定例業務の実施と事業場の課題への対応」という順で進めていくことになる。

産業医契約をする上での留意点

　産業医として契約する上では、事業者が産業医に対してどのような期待を持っているかを確認することから始める。新たな産業医契約をしようというきっかけは様々であるが、「事業場の労働者数が50人を超えたのでその必要性が出た」、「労働基準監督署から指導を受けて産業医になってもらえる医師を探している」といったケースから、「従業員の健康を大切にしたい」、「健康経営の認証を受けたい」等まで様々である。前者は、産業医を選任することで法令を遵守するという発想だけの場合もあり、後者の場合は産業医に対する期待が非常に大きいことが多い（ただし、事業者の思いが強い一方で、法令上の産業医の役割を理解していないケースもある）。積極的に産業保健活動を進めようとしている事業場の方が、産業医としての活動がしやすいことが多いが、積極的ではない場合でも産業医活動を通じて事業者の産業保健の理解を促進することも、嘱託産業医活動の一つの醍醐味だといえる。

契約にあたって、産業医として訪問する時間と対価を決めること
も重要である。産業医業務に必要な時間は、従業員数と産業保健上
の課題（長時間労働、メンタルヘルス不調者数、有害業務の有無等）
の多寡によって変動する。本稿では、月1回3時間の産業医業務に
ついての解説を行うが、筆者の印象では従業員数が150〜200人程度
で、産業保健上の課題が多くはない事業場の場合に、この時間設定
にするのが適当と考えている。しかし、ある時期にメンタルヘルス
不調者への対応が重なったり、ストレスチェックの面接指導の申し
出が予想以上に多かったりすると、この時間内に対応できないこと
もある。そのような時のために、定例の訪問時間以外に産業医の職
務を行う場合の報酬時間単価を決めておき、基本の3時間を超えた
場合はその超過分を請求することができるような契約にしておくと、
事業者側も安心して超過の依頼ができ、また産業医としてもしっか
りと対応する気持ちを持てる。

事業場と従業員の理解

　実際に産業医として活動を始めるにあたっては、当初は契約先事
業場の理解を進めることを主体にする。従業員数150人の食品卸売
会社の嘱託産業医として1か月に1回3時間訪問する契約を行い、
第1回目の事業場への訪問から定常的に産業医活動を行うまでの取
り組み方を例示する。図表2に初年度1年間の各月の活動時間の割
り振りの例を示す。

　まず、初回の訪問では、職場巡視を行い職場の雰囲気を含めて事
業場内を一通り案内してもらうとともに、それぞれの部署の業務内
容の概要を、各部署の責任者に説明してもらう。初回の巡視では、
問題点を見つけて指摘し改善を求める、ということよりも、作業環
境や作業内容の理解、実際に働いている労働者の様子を確認するこ
と、休憩の取り方やそのための設備を確認することを優先する。卸
売会社といっても、営業職ばかりではなく、人事・総務、経理といっ
た部署もあり、また顧客のクレーム対応を行う部署もある。このた

め初回巡視のための時間は、1時間程度は確保する。2回目以降の巡視は、デスクワークのみのオフィスであれば、例えば15分くらいの時間で巡視が完了する。必ず毎月巡視を行い、報告書を作成する。毎月開催される衛生委員会では、産業医のことを理解してもらうためにも、初回は、自己紹介を兼ねて産業医の役割について産業医自身で説明する時間を確保してもらう。衛生委員会では、毎回、短時間（5分程度）でも構わないので、産業医から情報提供を行うようにする。巡視や衛生委員会での情報提供を通じて、従業員の産業医に対する親近感が生じ、産業医に相談する際の心理的ハードルを下げる効果も期待できる。

　前年度の健康診断結果の確認を行うことも、事業場の従業員構成とともに健康状態の概要を理解できるため、初回から2回目の訪問時に目を通すと良い。また、産業医の事業場側の窓口となる担当者（衛生管理者など）との打ち合わせも重要である。初回には、事業

図表2　各月の業務配分の例

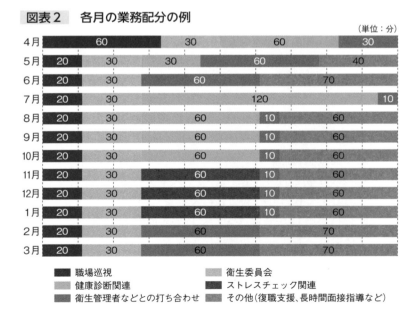

場の健康管理上の課題などを聞き、2回目、3回目訪問時は、その課題への取り組み、健康診断やストレスチェックの事後措置といった年に1回定例で行う業務の対応方法など、産業医の活動をどのように行っていくかを確認する。毎月、短時間でも担当者との打ち合わせの時間を確保し、しっかりとコミュニケーションを取ることが、円滑な産業医活動につながる。なお、年度末には次年度の活動計画についての話し合いを行う。さらに、経営者に産業医の活動内容や価値を理解してもらうためにも、契約の更新手続きとあわせて事業場の責任者と意見交換を行う場を持つ。これらの打ち合わせは2月、3月の訪問時に時間をとって実施する。

定例業務と課題への取り組み

　定期健康診断の事後措置は、嘱託産業医活動の中でも多くの時間を使う。150人分の健診結果を確認して就業区分判定を行うには、1人分の結果を1分で対応しても150分必要になる。健診実施月の翌月には、この対応のための時間を十分とり、3〜4か月かけて、就業区分判定に加えて保健指導などの必要な事項を行っていく。

　ストレスチェック後に高ストレス者からの面接指導の申出があった場合には、速やかに医師による面接指導を実施する必要があり、ストレスチェックの実施時期にあわせて面接指導等の事後措置の計画を立てる。面接指導の申出は、一般に受検者全体の1％ほどであり、従業員数が150人であれば1〜2名の面接指導を行うことになる。実際の面接指導時には、高ストレス者との面接以外にも、報告書・意見書の作成を行う上に、上司や人事担当者に説明が必要となることもある。これらの時間を含めて、1人あたり少なくとも30分、長めに面接指導を行う場合は60分くらいの時間を用意する。ストレスチェックでは、集団分析と職場環境改善が努力義務となっている。嘱託産業医の場合は、職場環境改善の実践に関与する時間の確保は難しいが、事業者による集団分析結果へのコメントや職場環境改善アプローチへの助言は行いたい。

　長時間労働者の面接指導やメンタルヘルス不調者の復職支援などは、どの程度の頻度で対応が必要になるか見当をつけづらい。これらの対応を行うための時間をできるだけ毎月確保しておき、オンデマンドで対処していく。一方、これらの事例がなく時間に余裕ができる時は、例えば事業場のメンタルヘルス対策の計画の検討や教育の実践を行うなど、健康管理上の課題の対応に充てる。

　この様に、月々の定例の業務（衛生委員会、職場巡視）に加え、年に１回の定例業務（定期健康診断、ストレスチェック面接指導）、そして随時発生する業務への対応がある。限られた時間の中で嘱託産業医活動を行う上では、年単位で、毎月どの様な業務を行う必要があるかの目算を立て、計画的に実務に取り組むことが推奨される。

3 ┃ 質の高い産業医活動を行う上でのポイント

　産業保健活動の範囲が拡がり、産業医の権限や責任が大きくなるにつれ、嘱託産業医にも質の高いサービスが求められるようになってきている。限られた時間の中で活動する嘱託産業医が質の高いサービスを提供するには、前述したように、適切な優先順位をつけて計画的に産業医実務を行うことが必要となる。

　もともとの専門領域を持ち、その診療などとともに嘱託産業医活動も行う場合であっても、以前のように片手間で行うことはできず、産業医としても専門性を高めることが求められる。筆者は、嘱託産業医の専門性は図表３に示す内容であると考えている。この専門性を高めるためには、実務経験を積むとともに研鑽の場に積極的に参加し、法令改正などの新しい情報の収集とともに、産業医実務の技術の向上を図る必要がある。日本医師会認定産業医研修だけではなく、日本産業衛生学会などの学術団体や中央労働災害防止協会、都道府県産業保健総合支援センターなどの関連団体の行う研修の場も少なくない。また、日本医師会が進めている産業医の組織化におい

- 嘱託産業医に求められるもの＝専門性
  ① 短期間で事業場の現状や抱える問題など全体像を把握すること
  ② 課題の優先順位を適切につけること
  ③ 早急に対応すべき事例を先に対応、時間をかけることが可能な
  課題については、しっかり時間をかけて対応すること
  ④ 衛生管理者や人事部門を含めた事業場内のスタッフと連携
  （自律的・積極的な活動実践サポート）
  ⑤ スタッフ・従業員からの信頼や期待を得ること（＝カリスマ性！）

ても、産業医の資質向上の取り組みが考えられている。地区医師会などで産業医の事例検討会が開催されることもあり、これらの機会を活用して実務能力を高める取り組みをすると良い。

　もちろん、高いサービスを提供するとともに、そのサービスに見合う対価（産業医報酬）が得られることも重要な要素である。この点について社会的な理解を得る上でも、産業医のサービスによって事業者や労働者がメリットを実感することが重要であり、日々の産業医活動の実践がその基礎となる。

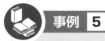

事例 **5**

産業医としての幅を広げ資質を高めるためには、
実践力向上のための研修受講とともに、
複数の業種を担当することが重要

一般財団法人京都工場保健会
理事　森口 次郎

1 | 嘱託産業医活動を行う際の基本スタンス ～筆者のポリシー～

　嘱託産業医として、新たに事業場を訪問する際、初めに行うことは、企業のホームページやパンフレットを確認し、事業場の歴史や概要について理解することである。これにより、当該事業場への興味を高めたり、雰囲気などを想像したりすることができ、一層前向きな姿勢で仕事をスタートすることができる。

　次いで、産業保健活動の際に、キーパーソンとなりうる事業場内の役職者（例：事業者、工場長、人事総務部長、衛生管理者など）と意見交換の時間を確保する。これらの役職者との意見交換により、信頼関係の構築を図るとともに、事業場が産業医に望むことの情報収集、産業医から事業場に必要と考えることの情報提供などを少しずつ行っていく。意見交換の時間は、産業医業務の最後15～20分に定例で組み込んだり、安全衛生委員会の後に短時間で行ったりすることが多い。

　産業医活動時間の中に、安全衛生委員会への出席、職場巡視の時間を確保することも重要と考えている。安全衛生委員会には、労使から委員が選出され、事業場で認識されている産業保健の課題についての情報が収集できるとともに、労使の関係が良好か否かなど事業場の雰囲気を推察することもできる。また、産業医から定期的に

講話などで情報発信することで、事業場の産業保健に関する知識レベルが向上し、委員たちが産業医に頼めることの理解度を向上させていくことにも役立つ。職場巡視の基本的な目的は、労働者が働く職場の現状把握、健康保持と負荷軽減のための問題確認、改善のための提案や指導を行うことであるが、企業の文化や事業者の方針の浸透度、その他、企業・事業場そのものを理解するとともに、産業医の顔を売る絶好のチャンスともいえる。毎月職場を巡視して、熱心に労働者に作業姿勢などについて指導する産業医であれば、各労働者との信頼関係が構築され、労働者からみてあまり好ましくない就業上の措置などであっても、その産業医から説明することで「先生の言うことなら」と受け入れられやすくなるであろう。

　産業医は、労働安全衛生法をはじめとする関連法令の遵守を前提として活動に取り組むが、中小企業においては十分でないこともある。その際、労働者の健康障害が予見できるような重大な違反事項があれば至急対処していくが、それ以外については、優先性を見極めつつ時間をかけて取り組むこともある。また、産業医側が必要と考える法令遵守に関わる業務について提案することよりも先に、事業場や労働者側が必要と考え、望んでいる産業保健サービスを提供しておくことも、こちらの意見のスムーズな受容に役立つと考えられる。また、産業医の目からは「正しくない」と見える労働者の行動には、業務の効率性や快適性など、労働者がその行動をとる理由が潜んでいるため、その理解に努め、事情をくみ取ったうえで、労働者とともに問題解決を図る姿勢も重要と考えている。

　中小企業では、予算や人が限られるとよく言われ、産業医が専門家の立場から改善提案をしても遅々として進まないこともよく経験する。そういう時に、焦って産業医の意見を押し通そうとしても対立を招き、かえって求める到達点から遠のいてしまう場合がある。一方で、前記の安全衛生委員会での講話がその場ではあまり盛り上がらなくても、数か月後に「あの時、先生が言っていた活動に取り組みたい」などの申し出があり、急速に取り組みが進むことも経験

する。その背景には、事業者の意識や事業場を取り巻く状況の変化、社会的な注目などがきっかけであることが多い。これらの経験から、産業医は、普段の種まきを怠らないものの、我を通しすぎることがないよう留意して、中長期的な進展を意識しながら産業保健活動に取り組むべきであると考えている。

2 月3時間の活動を前提として 嘱託産業医を引き受けた際の産業医活動の進め方

　A事業場は、労働者数70名の紙製品の製造工場である。労働災害が発生した際に、労働基準監督官から産業医の定期活動が必要との指導があったため、事業場から要請され、産業医としての定期活動が始まった。

（1）産業医活動スタート時のさまざまな試み

　初回、事業場の担当者は、「労働基準監督署に言われたからお願いしたけど、産業医に何をしてもらうのか全然分からないです」、「会社で何をする先生なのですか？」などと発言し、混乱している様子であったため、産業医から「まず、安全衛生委員会を設立して毎月開催しましょう。私から毎回産業保健についての話題提供をします」と提案した。

　初期の安全衛生委員会で産業医から、安全衛生委員会の開催、職場巡視、健康診断の事後措置など、基礎となる取り組みを法的根拠とともに紹介し、その必要性への理解を得たうえで、職場巡視の年間計画を立てた。あわせて、健康診断やストレスチェック実施から1〜2か月後の業務時間の中に、労働者の結果確認と個別面談の時間を年間計画に組み込む一方で、職場巡視の短縮も当て込み、総業務時間が延長しないように調整を図った。なお、産業医の講話で、産業保健活動に取り組むことが、事業場の社是や経営方針とどのように関連するかについて触れるように意識することで、経営層や労

137

働者の興味を引くことに役立てることが出来た（例えば、「今回、産業医から提案するハラスメントについての研修は、Ａ事業場の理念の一つである『人間性の尊重』とも密接に関わるものです。」など）。

当初、安全衛生委員会では、産業医の話題提供以外には議論が乏しかったが、毎月の産業医の話題提供により委員の知識が向上するにつれて、長時間労働による健康障害防止策や労働災害の再発防止策の検討などについて、労使間で活発に意見交換が行われるようになった。また、この事業場のユニークな取り組みとして、各委員による輪番での安全衛生に関する話題提供、安全衛生委員ではない労働者数名が順番で、委員会にオブザーバー参加して最後に感想を述べる、などが行われたことも、産業保健活動の活性化に寄与した。なお、事業場側の産業保健に関する知識の向上は、産業医への積極的な業務依頼などにもつながり、活動開始当初は、安全衛生委員会と職場巡視以外は産業医が時間を持て余していた状況を脱して、月３時間の業務時間が、面談や各種相談で満たされるようになった。

職場巡視は、比較的小さな工場だったため、６か月で全エリアを網羅し、１年で２サイクルとなるように計画を立てた。当初は、産業医の腕章を装着し、安全に配慮しつつ積極的に労働者に質問や指導を行うことで、産業医の認知度向上、労働者との顔の見える関係づくりに努めた。その後、工程説明図、使用原料リスト、製品リスト、有害作業リスト、作業環境測定結果、前回の職場巡視記録などを活用して、職場巡視の質の向上を図った。また、職場巡視の報告書には、指摘事項への改善対応の記入欄を設けて、次の月の安全衛生委員会で確認することをルール化し、職場巡視が「やりっ放し」にならないように腐心した。

(2) システムの導入で効率的な産業医活動へ

労働者数70名とあまり大きくない工場ではあったが、時折メンタルヘルス不調者があり、産業医は、本人、人事労務担当者、上司などと調整し、職場復帰の支援を行っていた。事業場内のルールを持

たない中での対応には、多大な労力がかかり、わずかながら産業医
の業務時間を超過することもあった。そこで、3人目の職場復帰支
援を終えた段階で産業医から、厚生労働省の「心の健康問題により
休業した労働者の職場復帰支援の手引き」を参考に、この事業場の
職場復帰支援プログラムを作成することを提案した。人事労務担当
者も対応にかなりの時間を要していることや、すべての対象者に公
平な対応ができているとは言い難いことなどに問題意識があったため、
この提案に賛同し、前記の厚生労働省「職場復帰支援の手引き」に
示されている「私傷病による職員の休業及び復職に関する規程（例）」
を参考に、事業場の職場復帰支援プログラムを作成した。このプロ
グラムの導入により、メンタルヘルス不調者の発生時にスムーズに
対応できるようになった。

　職場復帰支援プログラム作成から1年経過したころ、久し振りに
労働災害が発生して、再発防止策を安全衛生委員会で検討すること
となった。産業医や衛生管理者の職場巡視や、ヒヤリハット活動な
どに取り組んでいる中での災害だったため、多くの委員は良い案が
思いつかず、検討は難航した。そのとき、議長である総務部長が、「半
年前に産業医の先生が安全衛生委員会で紹介してくれた労働安全衛
生マネジメントシステムを導入してみてはどうだろうか？」と発言
した。産業医は、6か月前の安全衛生委員会で職場復帰支援プログ
ラムのような仕組みを産業保健活動全般に広げることを提案するた
めに、労働安全衛生マネジメントシステムの説明とその導入につい
て講話を行っていた。当時の委員たちの反応は、必ずしも前向きな
ものではなかったが、半年後、事業場の状況の変化により注目を集
めることとなった。また産業医は、近隣の大学の社会医学系教室が、
労働安全衛生マネジメントシステム導入支援の研究に取り組んでい
ることを認識していたため、事業場の衛生管理者に対して教室への
連絡を促し、教室研究として無料で労働安全衛生マネジメントシス
テムの導入支援を得ることができた。このため、産業医主導で推進
したならば相当な業務時間の延長を要したであろう労働安全衛生マ

139

ネジメントシステムの導入において、産業医は必要時に助言を行う程度の関与となり、負荷の増大は少なく、通常業務が圧迫されることもなかった。

(3) 他職種との連携強化と業務の振り返りで、よりよいサービスを実現

　近年の法改正に伴う新たな取り組みであるストレスチェック、化学物質のリスクアセスメントにおいても、外部機関の専門職との連携により、無理なく産業保健活動が展開されるように努めた。例えば、ストレスチェック後の集団分析及び職場環境改善については、労働衛生機関の心理職による管理職研修や労働者参加型の改善活動を推奨して、心理職の指導による管理職中心の改善活動が実施された。ラインケア研修も労働衛生機関の心理職を講師として継続的に実施されている。事業場の衛生管理者から産業医宛に、化学物質のリスクアセスメントに関する相談があった際には、衛生管理者が作業環境測定機関の作業環境測定士の助言を仰ぎ、衛生管理者自身が厚生労働省の「職場のあんぜんサイト」を参考に、コントロールバンディング法によるリスクアセスメントを行うように後押しした。産業医は、リスク低減策の検討に関与したが、過度に負担が増大することはなかった。この対応は、衛生管理者の資質向上にも役立ったと考えられる。病気の治療と仕事の両立支援においても、産業医は、業務効率を意識して、厚生労働省の「事業場における治療と仕事の両立支援のためのガイドライン」に紹介されている「勤務情報を主治医に提供する際の様式例」（図表１）、「治療の状況や就業継続の可否等について主治医の意見を求める際の様式例」などを積極的に活用して、限られた時間の中で業務が完結するように取り組んでいる。

　産業医は、当該年度のＡ事業場の安全衛生活動計画を利用して月次の各種活動（安全衛生委員会での講話、職場巡視、健康診断の事後措置、長時間労働対策、メンタルヘルス対策、感染症対策など）が適切に遂行されていることを確認するように努めている。この確認を継続的に行うことにより、漏れのない安定した産業医活動を実

140

図表1 「勤務情報を主治医に提供する際の様式例」（抜粋）

職　種	※事務職、自動車の運転手、建設作業員など
職務内容	（作業場所・作業内容） [ ] ☐ 体を使う作業（重作業）　　☐ 体を使う作業（軽作業） ☐ 長時間立位　　　　　　　　☐ 暑熱場所での作業 ☐ 寒冷場所での作業　　　　　☐ 高所作業 ☐ 車の運転　　　　　　　　　☐ 機械の運転・操作 ☐ 対人業務　　　　　　　　　☐ 遠隔地出張（国内） ☐ 海外出張　　　　　　　　　☐ 単身赴任
勤務形態	☐ 常昼勤務　　　☐ 二交替勤務　　　☐ 三交替勤務 ☐ その他（　　　　　　　　　　　　　　　　　　　）
勤務時間	_____ 時 _____ 分 ～ _____ 時 _____ 分 （休憩 _____ 時間。週 _____ 日間。） （時間外・休日労働の状況：　　　　　　　　　　　　） （国内・海外出張の状況：　　　　　　　　　　　　　）
通勤方法 通勤時間	☐ 徒歩　　　　　　　　　　☐ 公共交通機関（着座可能） ☐ 公共交通機関（着座不可能） ☐ 自動車　　　　　　　　　☐ その他（　　　　　　　） 通勤時間：（　　　　　　　　　　　　　　　　　）分
休業可能期間	_____ 年 _____ 月 _____ 日まで（ _____ 日間） （給与支給　☐ 有り　☐ 無し　傷病手当金●%）
有給休暇日数	残 _____ 日間
その他 特記事項	
利用可能な 制度	☐ 時間単位の年次有給休暇　☐ 傷病休暇・病気休暇 ☐ 時差出勤制度　　　　　　☐ 短時間勤務制度 ☐ 在宅勤務（テレワーク）　☐ 試し出勤制度 ☐ その他（　　　　　　　　　　　　　　　　　　　）

現するとともに、次年度によりよい活動が展開できるための検討材料を得ている。

　なお、中小企業からの産業医活動依頼のきっかけは、今回のＡ事業場のような労働基準監督署による指導とともに、メンタルヘルス不調者支援や、治療と仕事の両立支援の難渋など困難事例であることも多い。後者において、事業場の要望であるメンタルヘルス不調者への対応ばかりに力を注ぐと、困難事例の解決とともに産業医活動が低調になり、事業場の産業保健の総合的な改善に貢献するチャンスを失ってしまう結果になりやすい。そのような結果にならないために、困難事例をきっかけとするケースにおいても、産業医は依頼を受けた段階で安全衛生委員会への出席、職場巡視を含めた年間計画の作成を提案すべきであろう。

3 ｜ 質の高い嘱託産業医活動を行う上でのポイント

　嘱託産業医は、様々な業種や多彩な風土の企業を担当するため、幅広く産業医学的資質を修得できるように常に努力を惜しまないことが必要である。そのため、日本医師会認定産業医の更新に必要な５年間20単位にこだわらずに、都道府県医師会や産業医学振興財団が実施する産業医研修に参加することが望ましい。特に、実地研修として工場を訪問したり、面接指導のロールプレイを経験したりすることは、実践力の向上に役立つものと考えられる。さらに、産業保健を本格的に学びたい場合は、近年立ち上がった社会医学系専門医制度や、すでに600名ほどの専門医を輩出している日本産業衛生学会専門医制度などを利用することが推奨される。この項の冒頭で述べた事業場における業種や風土の多様性は、嘱託産業医のやりがい、楽しさの一つとも言え、産業医としての幅を広げ、資質を高めるためにも、嘱託産業医を志す医師には複数の業種を担当すること

をお勧めしたい。また、複数の担当事業場の中から、人事労務担当者との意思疎通が容易で産業保健に意欲的な事業場などを定め、他の事業場より少し踏み込んだ活動をすることは、産業医の業務についてより深く考える機会となるとともに、経験値を高め、他の事業場での活動にもよい影響を与える可能性があると考えている。

　嘱託産業医として活動を始める前に事業者と契約書を取り交わすが、その際に報酬額のみならず、事業者や衛生管理者などの担当者と協議をして職務内容を明確にすると、産業医として行うべきことについて双方が認識でき、その後の行き違いの回避とスムーズな産業医活動の立ち上げに役立つ。なお、2019年に日本医師会が公表した『産業医契約書の手引き』に掲載されている「産業医契約書（参考例）」の第2条（職務内容）には、基本的な産業医の職務内容が示されているので、これを参考に協議することを推奨したい（図表2）。

　「1.嘱託産業医活動を行う際の基本スタンス」の項でも述べたが、衛生管理者との各種討議、職場巡視での労働者への積極的質問、事業者・工場長などトップとの面会の設定依頼などを、産業医から事業場に対して積極的に働きかけることも重要である。これらの継続的な努力により信頼関係を構築し、「外からのお客さん」から「自事業場内の産業医」と認識が変わっていくことで、産業保健活動が活性化していく。中小企業の事業者は、会社への思い入れや自身と会社との一体感が強いことが多く、産業医が産業保健向上のために現状の課題を批判的に列挙し、その解決に注力していこうとすると、事業者側に取り組みへの不快感や抵抗感が生じて進みづらくなる場合がある。そのため嘱託産業医は、問題追究型ではなく目標志向型を心掛け、前向きに小さなステップを一歩ずつ踏んでいくように取り組んでいくことが、期待する成果への近道となるかもしれない。

　嘱託産業医は、事業場の産業保健に割ける時間が限られるため、事業場内外の協力者（人事総務担当者や衛生管理者、産業看護職、労働衛生機関などの渉外職や作業環境測定士、心理職など）との連携を心掛け、産業医自身が担当する事項をできる限り増やすことな

く、良質な産業保健活動を行うことができるように努めている。なかでも、中小企業では衛生管理者との連携が重要となることが多いが、時に衛生管理者は、産業保健に関する研修の機会が不足している場合もあるため、研修に関する情報提供などの支援を行うことも、円滑で良質な産業保健活動が実施されるために重要と考えている。

図表2 「産業医契約書（参考例）」の第2条（職務内容）

（職務内容）
第2条　乙は、本事業場において労働安全衛生規則第14条第1項及び第15条第1項が規定する職務並びにこれに付随する職務のうち以下のものを行う。
　①　職場巡視を行うこと
　②　衛生委員会又は安全衛生委員会の委員として意見を述べること
　③　健康診断及び面接指導の結果に基づき就業上の措置に関する意見を述べること
　④　健康診断及びストレスチェックに関する労働基準監督署への報告書を確認し、署名・捺印をすること
　⑤　健康診断、長時間労働の面接指導、ストレスチェックその他の健康管理に関する企画に関与し、助言や指導を行うこと
　⑥　診断書その他に記された労働者の心身の状態の情報を解釈し、加工し、就業上の措置に関する意見を述べること
　⑦　職業性疾病を疑う事例の原因調査と再発防止に関与し、助言や指導を行うこと
2　甲は、乙に対し労働安全衛生規則第14条第1項が規定する以下の面接指導等を行うことを依頼することができる。
　①　長時間労働に従事する労働者の面接指導
　②　ストレスチェックの結果に基づく労働者の面接指導
　③　職場復帰の支援等をはじめとする治療と仕事の両立支援
　④　労働者からの健康相談
3　甲は、乙に対し第1項及び第2項の各号に定めるもの以外の職務を行う場合は、甲乙協議の上、別に定める。

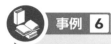

事例 6

「職場に」「人に」「組織に」意識を向けて、
限られた時間の中で最大の効果を残す

一般財団法人君津健康センター
産業保健部長　山瀧　一

1 ｜ 嘱託産業医活動を行う際の基本姿勢

（1）筆者の背景

　筆者は、大手製鉄業に隣接した企業外労働衛生機関に所属し、顧客である中小規模の事業場で産業医活動を行っている。また、製鉄所の専属産業医の指導の下で産業医活動の初歩を学び、製鉄所の協力会社での嘱託産業医活動から、近隣の化学工業、食品工業、サービス業などにも活動を展開するようになった。振り返ると、「産業保健サービスを提供する外部機関から、大規模な製造業をモデルとした産業保健活動・労働衛生管理をそれ以外にどう展開するか」という意識を出発点として、より良い活動を模索してきたように思う。

（2）事業場の特性に応じた活動

　中小規模の事業場といっても、業種、規模、活用できる資源、企業文化など、そのあり方は多様である。そのため、その事業場の特性に応じた活動を進めることを心掛けている。

　大企業の中規模事業場では、常勤の看護職や安全衛生に専従するスタッフがいることが多い。他方、大規模な事業場に比べるとその体制が盤石ではなく、自身が抱える課題のほか、本社の示したルールをどう実行するかが課題となることもある。筆者は、このような

事業場では、産業保健・安全衛生スタッフが中心となって進める活動の中に産業医として加わるとともに、本社の方針や要求事項を事業場の実務に落とし込むことについても支援している。

大企業の構内協力会社は、元請からの指導や要請、人事など大企業の一定の影響下にある一方、それぞれ独自の体制・制度や文化を持っている。また、規模も比較的大きなものから小さなものまで多様であり、特に後者では、安全衛生管理体制が手薄であることも多い。これらの事業場では、元請や他の協力会社と水準をそろえた活動が望まれるが、他方、元請に対する受け身の姿勢が出る場合もある。筆者は、事業場の実際に合わせた活動を、担当者とともに積み上げていくようにしていきたいと考えている。

ある程度独立した形で経営している事業場においては、安全衛生スタッフは兼務であることが多く、その活動は後手に回りがちである。他方、経営層の影響力が大きく、"鶴の一声"で活動が大きく前進することもある。このような事業場では、特に経営層との間に顔の見える関係を築き、その事業場の課題を踏まえた活動を進めることが重要である。また、行政からの指導、取引先からの品質や安全衛生に関する要求はしばしばあるため、これを産業保健活動の充実とあわせて事業者に助言するようにしている。

(3) 強みを活かした活動

存続できている企業には、必ず何らかの強みがある。強みには、人的・物的な資源や組織・制度といった有形のものだけでなく、経営者の姿勢、担当者の熱意や従業員の参加、企業文化など無形のものもある。また強みは、常に見える場合もあれば、時間をかけて、またはなんらかの機会に発揮されることもある。筆者は、産業医として、事業場の持つ強みを常に意識して探す姿勢を持ち続けたいと考えており、またそれに接することは大きな楽しみでもある。

2 | 月3時間・年36時間を、どう使うか

　産業保健の目的は、一言でいえば「仕事を人に、人を仕事に適合させる」ことにある。そのためには、人と職場を知ることが欠かせない。また、それらを実現するためには、組織を把握しておくことも重要である。したがって、時間の制約がある中、筆者は、「1．職場に」、「2．人に」、「3．組織に」意識を向け関わることを三本柱として活動に当たりたいと考えている。

　ここでは、仮定の事業場Xにおいて、筆者が月3時間・年36時間でどのような活動を展開していくか、事例にどう対応するかを述べていきたい。

> **事業場X**　首都圏近郊に位置する、従業員数150人規模の製造業。複数の大手事業者からの委託製造が中心。製造現場では、パートタイマーや高齢労働者、女性労働者も多い。今回、休業者の発生、および行政からの指導をきっかけに、筆者を産業医として選任することとなった。

(1) 月3時間枠で進める産業医活動の工夫1 … 職場に

　健康障害が発生する機序を考えると、職場とそこにある有害因子を知っておくこと、すなわち、職場巡視は産業保健活動の大前提である。まずは、ここに1時間を割くこととする。

> **事例1-1**　複数の工程があるため、担当者とも相談し、月次ごとに重点的に巡視を行う箇所を決め、計画的に巡視を進めることにした。工程Aの職場巡視を行ったところ、現場では立ち仕事が中心で、箱詰めされた製品（10kg前後）の台車への積み込みの繰り返しや運搬作業もみられた。足元には、作業者に近接して材料や用具が乱雑に置かれていた。時折、フォークリフトも出入りしていたが、人とフォークリフトの動線は重なっており、整理されていなかった。

この事例では、転倒リスクに加え、作業態様にも課題があり、筋骨格系障害のリスクが考えられた。なお、職場の把握には、職場巡視での情報に加えて、健診での情報（自覚症状や通院状況）、過去の労働災害や休業の発生状況も役立つため、意識してこれらの情報を収集したり、担当者に尋ねたりすることも必要である。

　また、フォークリフトと人との接触による高エネルギー外傷のリスクがあると考えられた。安全管理の分野ではあるが、事業者の認識が不十分な恐れもあると判断し、問いかけという形で取り上げることとした。

　指摘に当たっては、良い点も必ず触れるようにした上で、重要な課題について具体的な改善案とともに提案する。特に中小規模事業場では、予算や人員の制約からただちに抜本的な対策をとることができず、現実的に実施しやすい対策をまず採用することが多い。担当者との討議では優先順位づけを意識して行うが、産業医は、有用な資料（『人間工学チェックポイント 第2版』（大原記念労働科学研究所）など）を通じ、職場改善の手段の引き出しを増やしておきたい。

　巡視後、産業医は、巡視と話し合いの結果をもとに自身で巡視記録を作成し、衛生管理者に送付する。衛生管理者は、記録を関係者に回覧、指摘事項への対応状況を追跡して毎月の衛生委員会に報告する。良い事項や改善への取り組みは特に共有を図る。職場巡視記録が関係者の目に留まり、改善策の進捗状況も一緒に確認できることが重要であるため、産業医は、衛生管理者ほか担当者とも相談し、職場内での巡視記録の取扱いや一連の流れが定着するよう働きかけを行う。

　このような活動を繰り返すことで、職場に、
　①　安全衛生上の課題に気づく視点
　②　継続的に課題に取り組む仕組み
が定着するように取り組んでいきたい。

> **事例１-２** 工程Ｂでの作業に従事する64歳の男性が、脳梗塞との診断で休業していた。先日、本人が久しぶりに会社を訪れ、主治医の「復職可、ただし左下肢の筋力低下あり、軽作業とすること」との内容の診断書を提出した。

労働者の適性判断を行う上で、産業医の職場理解は必須である。

本事例では、本人や（本人同意のもとでの）主治医との情報交換から、健康状態に対する医学的な評価を行うことはもちろんではあるが、職場の状況を産業医が把握しておくことで、初めて就業の可否、またどのような配慮があれば就業が可能になるかを判断できる。

このような視点から工程Ｂを確認したところ、重労働はないものの、元の担当作業場所は、段差が多く転倒リスクがあると判断した。職場の管理監督者とも協議し、同じ工程でも足場が安定し、休憩場所・トイレにも近い別の箇所での作業への復帰を進めることとした。

職場巡視の対象は、作業現場はもちろんではあるが、上記のように、休憩場所やトイレ・洗面所・流しなどの衛生設備、事務所（あれば、食堂・宿直室や寮）も含めて計画してもらう。

配慮を要する労働者と職場の調和を図る取り組みが浸透することで、職場で、

① 気がかりな作業・労働者に気づく視点
② 双方の調和を図るための工夫に取り組む土壌

がはぐくまれることを期待したい。

(2) 月３時間枠で進める産業医活動の工夫２ … 人に

事業場は人で構成されており、個人及び集団の状況を把握しておくことは、産業保健活動には不可欠である。個人に対して行う面談、および健診結果の確認に１時間を割く。

> **事例2-1**　健診が終わって2か月経ったある巡視日、定期健診結果に対する医師の意見記載を求められた。担当者は「労働基準監督署からも厳しく指導を受けましたのでぜひお願いします」と微笑みながら、分厚い文書の束を机にドスンと置いた。

　労働安全衛生規則にも定められている通り、医師の意見聴取は、健診実施から3か月以内に行われなければならない。本事例ではすでに2か月経過しているため、産業医は今回または次回の訪問までには、健診結果を確認し、就業区分を示しておく必要がある。しかし、紙ベースで100名以上の健診結果を一定の集中力を持続しながら確認し、就業区分を決定していくことは容易ではない。

　そのため、健診機関に依頼し、健診結果を電子ファイルとして一覧表の形で受け取れるようにした。本事例では、作業状況も踏まえ、「Ⅲ度の高血圧、空腹時血糖200mg/dL以上の者」を抽出することとした。もちろん紙ベースで他の自覚症状も確認した上で、該当者には「保留、ただちに医療機関受診」の指示を行い、当面の職場での留意事項（長時間残業不可、重労働を避けるなど）を伝達したうえで、次回の面談調整を依頼した。

　このような取り組みを通じ、
　①　健康情報のデータ化・集約化
　②　適切に保全しながら活用する枠組み
を整備していく。

> **事例2-2**　次月の訪問時、Ⅲ度の高血圧が認められた者2名、随時血糖200mg/dL超であった者1名について面談を行った。

　面談においては、医学的モデルで当事者を把握することはもちろんであるが、同時に、職場での状況についても知ることが重要である。労働時間の記録などは、事業者に準備してもらうようにする。仕事

内容やその負荷の程度、心理的な面での状況などは面談の中で把握する。これらを一定の枠内で行えるよう、進め方や記録方法はある程度構造化しておく。

　面談の内容は、記録として保管する。しかし、この内容をすべて管理監督者が目にすることは、健康情報の取扱いとしては適切ではない。そのため、事前に「対象者名ほか個人を特定する情報」、「面談実施日と実施者名」、「事業者に開示できる範囲の本人の健康状況」、「必要な就業上の配慮事項」、「次回のフォローアップ時期」、そして「管理監督者が決定した職場での実施事項」といった項目に簡単な記入やチェックを入れて完成できる様式（図表）を準備しておく。過重労働対策や高ストレス者への面接指導も、概ね上記の枠組みを活用して対応できる。

　面談が特別のことと認識されることは望ましくない。プライバシーが守られた環境で面談を行うことはもちろんであるが、健診有所見、過重労働や高ストレスだけでなく、例えば、新人や一定の年齢の者を順次対象とする面談を計画するなど、面談の入口を増やすことで、

① 気軽に健康相談など面談を受けやすい風土と健康情報の適正な取り扱いの定着

② 健康上、気がかりな者だけでなく、幅広い層からの聞き取りを通じての職場の多面的理解

を進めていきたい。

所属会社	○○株式会社	面 談 日	20○○年○月○日
氏　　名	○○　○○	同 席 者	□□　□□

【産業医記入欄】

面談理由の概略

☐ 健康診断有所見　　☐ 健康相談・傷病対応　　☐ 経過観察
☐ 高ストレス（面接指導）　☐ 過重労働（面接指導）　☐ 海外派遣
☐ 新人・転入者　　　☐ 復職　　　　　　　　　☐ 他（　　　　　）
健康状況概略　（　　　　　　　　　　　　　　　　　　　　　　　　　）

本人への指導事項

☐ 受診指導　（　　　　　　　）☐ 嗜好品　（　　　　　　　）
☐ 睡眠・休養（　　　　　　　）☐ 食生活　（　　　　　　　）
☐ 運動　　　（　　　　　　　）☐ ストレス（　　　　　　　）
☐ 労働衛生　（　　　　　　　）☐ その他　（　　　　　　　）

就業上配慮すべきこと

記 入 日		記 入 者	

就業上の措置（具体的実施事項）

※職場管理者が記入し、産業医にフィードバックする

産業医確認　　　　　　印

（3）月３時間枠で進める産業医活動の工夫３ … 組織に

　事業場の組織、規模、主要取引先、医療保険者などは、契約時点で把握しておく。事業場の風土を捉えることは簡単ではないが、その体制や沿革を知ると、ある程度手掛かりを得ることができる。

> **事例３−１** 契約の時に世間話として尋ねたところ、事業場Ｘの名称は、創業者Ｘ氏の姓に由来していた。組織図を見ると、経営層や管理職は、Ｘ氏の親族と古参の社員が多くを占めていた。

　このような事業場では、経営層や有力な社員の考え方を把握すること、"顔の見える関係"を維持しつつ、必要な事項について適切な形で提言できることを目標とする。

　衛生委員会（安全衛生委員会）は重要な枠組みである。産業医は構成委員であり、確実に毎回とはいかなくても、可能な限り出席する（欠席の場合は、議事要旨と議事録を確認する）。委員会に関わることで、

① 衛生・健康面で重要かつ興味を引く話題を提供し、議事に医学的な視点から助言を行う

② 議事内容、および誰がどのように発言しているのかを観察し、それぞれの考え方を知る

ことができる。

　このように、組織への取り組みに１時間弱を割くこととしたい。

> **事例３−２** 担当者がやや沈んだ様子で現れた。「衛生管理者免許試験、不合格でした…」。事業場Ｘでは、品質管理課長が有資格者であり、選任を受けているが、本務が多忙であり、実務のかなりの部分を担当者が担っている。

　中小企業においては、特に安全衛生に関わるスタッフの体制が脆弱なことも多い。選任された衛生管理者が中心となるべきところ、他の管理業務など、本務の傍ら部分的にしか活動できない、または、別の無資格の担当者が実務の重要部分を担うことも考えられる。他方、スタッフの見識や経験、熱意が産業保健活動の大きな原動力となることもある。衛生管理者や実務を担当する者は重要なキーパーソン

であり、事業場の中でも適切に位置づけられるよう、機会をとらえて支援を行う。管理層への働き掛けのほか、資料・情報共有、勉強会や学会など、共に学ぶ機会をつくることも継続していきたい。このような取り組みを続けることで、

   ① 衛生管理者・担当者が自信を持って質の高い活動をする

   ② 産業医も自身の役割に余裕をもって取り組む

ことができる。

(4) 厳密にいえば月3時間での完結は不可能 … 定例外に備える

　産業医は、事業場内の労働衛生管理・産業保健体制の一員であるが、事業者から見ると、産業保健サービスを提供する外部者と認識されることが多いと思われる。

　事業者が外部の産業保健サービス提供者に要望する事項として、必要な時に気軽に相談できる機能、そしてコストなどが考えられる。これらは、プライマリケアの5要件、すなわち、(1)近接性（Accessibility）、(2)包括性（Comprehensiveness）、(3)協調性（Coordination）、(4)継続性（Continuity）、(5)責任性（Accountability）、と重なるところが多い。この5要件を産業医活動に置き換えるならば、(1)時間的にも物理的にも心理的にも相談しやすい、(2)労働衛生管理・産業保健に関する様々な問題に対応できる、(3)事業場内および外部資源と連携できる、(4)スポットではなく継続的に関与する、(5)労使ほか利害関係者に説明責任を果たすことができる、と言える。

　このなかで、事業者の「いつでも、気軽に相談したい」という要望、すなわち近接性に関わる事項は、1か月3時間という固定した枠では対応困難であろう。中小規模の事業場で即時の対応を要する事例は少ないながら、全くないわけではない。

> **事例4** メンタルヘルス不調で休業していた労働者。休職期限
> 満了が残り1か月の時点で、本人が主治医の「復職可」の診断書を
> 提出、復職を申し出た。なお、次回訪問日には休職期限は満了して
> いる。どう対応したらよいかと担当者から相談があった。

　この事例では、次回の訪問日を待っての面談とすることは難しい。社内規程を整備し、それまで休職期限を延長するという方法はあるが、未整備の場合は、臨時に産業医との面談を設定するほうが現実的であろう。また、復職に限らず、体調不良者や外傷（特に労働災害）の発生など、臨時での対応依頼や相談は発生し得る。

　そのためには、契約時に非定例時の業務についても、時間や対価、窓口となる担当者と依頼方法などを取り決めておくべきである。この場合、産業医が普段いる場所などに当事者・事業場担当者が訪問し対応することとしたほうが日時を調整しやすい場合も多い。また、ファクシミリ・E-mailや電話での情報交換や対応はもちろん、ＩＣＴ機器などを活用しての面談も選択肢として持っておくと良いだろう。

　このように必要時に即時性をもって対応する準備をしておくことで、

　① その後の対応が進めやすくなる
　② 労使からの産業医への信頼を得る

ことができるであろう。

3 ｜ 質の高い嘱託産業医活動を行う上でのポイント

（1）キーパーソンを徹底的に支援する

　労働衛生管理は、事業者が責任を持ち主体となって行うものである。また、産業保健活動には、労働者の参加が不可欠である。産業医は、これらの中で重要な役割を担うものの、外部者でもあるため、

「産業医が中心となって引っ張る」という流れが生じることは望ましくなく、事業場にはキーパーソンがいる必要がある。キーパーソンは、資格の種別・有無にこだわる必要はなく、複数名で工学分野、健康管理分野など得意分野に分かれていても良い。キーパーソンが職場の強みや課題を取り上げ、連携して職場に働き掛け、改善を進めていくことを、産業医が適時に支援するのが理想的な形態と考えている。

(2) 一つの事例が活きたマニュアルになる

産業保健活動の諸場面に応用のできるマニュアルが整備されてきている。しかし、担当者にとっては、経験したことのない事態について、マニュアルを読むだけでは、その場面を具体的に想像することは難しい場合も多いと考えられる。

事例が発生したら産業医は迅速に応じ、関与すべき者（管理監督者、人事労務担当者など）とも一緒にマニュアルなどを参照しながら対応を進めることで、関係者にも対応の要点が理解されるようになる。また、随時振り返りを行うことで、その事業場に特化したマニュアル・手順を作成することができるであろう。このような積み重ねは、関係者が自信と当事者意識を持つもとにもなっていく。

また、できれば、産業医の視点で事前にその事業場で発生し得る形にした事例を作成し、どのように進めたらよいかを関係者と事前に協議しておくと、その事業場での対処力向上に役立つかもしれない。

(3) 他の視点を常に取り入れるようにする

事業場から見れば、多くの場合、産業医は一人である。また、事例への対応や判断など、産業医は一人での判断を求められることが多い。しかし一人での判断を迫られる状況は、産業医にとっては大きな不安を抱える場面でもあり、また、見落としや誤認の恐れもある。一方、ある程度経験を積み自信を持てるようになると、独りよがりに陥ることもあり得る。

　そのためまず、事業場とそこで働く人をより深く知ろうとする姿勢が必要である。事業場の中には様々な立場・考え方がある。記録や文書だけでなく、面談やそれ以外の会話（時には雑談、世間話）をしっかりと意識にとどめておくようにしたい。

　また、他の産業保健スタッフ、研究者などからの学びは、実務上の疑問や悩みを語り合うだけでなく、自身の"ずれ"や"くせ"に気づく上でも不可欠である。学会や研修会への積極的な参加、図書・雑誌などからの情報収集はもちろん、相互に訪問し実務を見学したり、ある程度クローズドな集まりの中での情報交換を行ったりすることも、そのための大きな助けとなるであろう。

執筆者一覧

〈第1章〉
森 　晃爾
　　　（産業医科大学　産業生態科学研究所　教授）

〈第2章〉
森本 英樹
　　　（森本産業医事務所　代表）

永田 昌子
　　　（産業医科大学　産業生態科学研究所　産業保健経営学　講師）

簑原 里奈
　　　（産業医科大学　産業生態科学研究所　産業保健経営学）

永田 智久
　　　（産業医科大学　産業生態科学研究所　産業保健経営学　准教授）

立石 清一郎
　　　（産業医科大学　保健センター　副センター長）

梶木 繁之
　　　（㈱産業保健コンサルティングアルク代表取締役　医師・コンサルタント）

伊藤 直人
　　　（コマツ　健康増進センタ　産業医）

〈第3章〉
日野 義之
　　　（ひの労働衛生コンサルタント事務所　代表医師）

古木 勝也
　　　（古木内科医院　院長）

長井 聡里
　　　（㈱JUMOKU　代表、医師）

竹田 　透
　　　（労働衛生コンサルタント事務所オークス）

森口 次郎
　　　（一般財団法人京都工場保健会　理事）

山瀧 　一
　　　（一般財団法人君津健康センター　産業保健部長）